北京市高等教育精品教材《经络腧穴学》配套教材

北京中医药大学《经络腧穴学》优秀教学团队项目

北京中医药大学《经络腧穴学》实训教材

北京中医药大学
针灸取穴特色技法详解

主编　解秸萍　程　凯

编委　（按姓氏笔画排序）

王朝阳　白兴华　许安平　李　瑞

秦立新　程　凯　解秸萍

中国中医药出版社

·北　京·

图书在版编目（CIP）数据

北京中医药大学针灸取穴特色技法详解 / 解秸萍，程凯主编 . — 北京：
中国中医药出版社，2017.5（2022.9重印）
ISBN 978 – 7 – 5132 – 3845 – 8

Ⅰ . ①北…　Ⅱ . ①解…②程…　Ⅲ . ①针灸疗法 – 选穴　Ⅳ . ① R224.2

中国版本图书馆 CIP 数据核字（2016）第 285160 号

中国中医药出版社出版

北京经济技术开发区科创十三街 31 号院二区 8 号楼
邮政编码　100176
传真　010 64405721
河北省武强县画业有限责任公司印刷
各地新华书店经销

开本 787×1092　1/16　印张 16　字数 360 千字
2017 年 5 月第 1 版　2022 年 9 月第 4 次印刷
书号　ISBN 978 – 7 – 5132 – 3845 – 8

定价　100.00 元
网址　www.cptcm.com

服务热线　010-64405510
购书热线　010-89535836
微信服务号　zgzyycbs

微商城网址　https://kdt.im/LIdUGr
官方微博　http：//e.weibo.com/cptcm

天猫旗舰店网址　https://zgzyycbs.tmall.com

准确的穴位定位是针灸治病的基本要求和前提，取穴准，针灸疗效可以事半功倍，相反则徒伤皮肉。如《灵枢·邪气脏腑病形》曰："刺此者，必中气穴，无中肉节，中气穴则针游于巷，中肉节则皮肤痛。"《太平圣惠方》说："穴点以差讹，治病全然纰缪。"可见，穴位定位准确的重要性。故本书依据2006年最新国家标准《腧穴名称与定位》，采用1：1真人彩图，用167张图片对全身362个经穴和46个经外奇穴进行实体标注，使穴位位置直观易学，便于读者对照定位。同时，本书集中了北京中医药大学《经络腧穴学》课程组历代教师几十年在腧穴定位教学中的丰富经验，针对平时教学中遇到学生常出现的问题，在各穴定位下设有取穴要点详细解释取穴方法，针对一些不易定位的穴位解剖标志进行详细解说，为读者学习准确穴位定位释疑解惑，方便自学。

杨甲三教授是针灸学界的著名专家，《杨甲三取穴经验》的三边（筋边、肌边、骨边）、三间（筋间、肌间、骨间）理论，以解剖标志为主要定位方法，简便易学，定位易于掌握，在国内外享有盛誉。本书在各经取穴后附有杨甲三取穴经验，以传承我校老一辈专家的学术成就。

窦汉卿在《标幽赋》中提出"取五穴用一穴而必端，取三经用一经而可证"，指出取穴应左右与前后互参，力求审慎。本书的另一特点是对全身不同区域的穴位进行了分部列表总结，使读者对相同区域不同经脉相邻穴位之间的位置关系能够一目了然、对比学习，便于牢固记忆。特定穴在部位分布方面也有特点，故本书把各类特定穴的位置也进行了列表整理，便于读者学习特定穴的定位记忆。

《千金翼方》曰："凡诸孔穴，名不徒设，皆有深意。"十四经穴中许多穴名带有相同的字或词，不同的字、词包含不同的含义，故本书将含相同字或词的穴名也进行列表总结，便于读者理解记忆穴位。

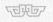

由于穴位众多，定位记忆困难，故本书各经后均附有腧穴定位歌赋，该歌赋是我校几代教师几十年腧穴定位教学的经验总结，朗朗上口，便于记忆。

本书力求层次清晰，条目分明，深入浅出，便于读者学习与掌握。其使用对象主要为中医院校中医学、针灸推拿学专业学生、针灸医师以及社会针灸爱好者。希望广大读者提出宝贵意见和建议，以便今后再版时不断完善。

解秸萍

2016 年 11 月于北京

目　录

第一章

腧穴的定位方法

腧穴的定位方法可分为骨度分寸法、体表标志法、手指比量法和简便取穴法四种。

一、骨度分寸法

骨度分寸法，古称"骨度法"，即以骨节为主要标志测量周身各部的大小、长短，并依其尺寸按比例折量定穴标准。因该方法是按比例折量取穴的方法，故不论男女老幼和形体的高矮胖瘦，均可作为量取腧穴位置的标准。各部常用骨度分寸见表1-1，图1-1~图1-3。

表 1-1　常用骨度表

部位	起止点	骨度分寸	度量法	说明
头面部	前发际至后发际	12寸	直	如前后发际不明,从眉心至大椎穴作18寸,眉心至前发际作3寸
	眉间(印堂)至前发际正中	3寸	直	
	两额角发际之间	9寸	直	
	耳后两乳突之间	9寸	直	
	大椎穴至后发际	3寸	直	
胸腹部	胸骨上窝(天突)至胸剑联合(歧骨)	9寸	直	胸部与胁肋部取穴直寸,一般根据肋骨计算,每一肋骨折作1.6寸(天突穴至璇玑穴可作1寸,璇玑穴至中庭穴各穴间可作1.6寸计算)。胸腹部取穴横寸,可根据两乳头间的距离折算,女性可用锁骨中线代替
	胸剑联合(歧骨)至脐中	8寸	直	
	脐中至耻骨联合上缘(横骨上廉)	5寸	直	
	两肩胛骨喙突内侧缘之间	12寸	横	
	两乳头之间	8寸	横	
背腰部	大椎以下至尾骶	21椎	直	背腰部腧穴以脊椎棘突作为取穴标志(胸椎12个,腰椎5个,骶椎4个)

续表

部位	起止点	骨度分寸	度量法	说明
上肢部	腋前纹头(腋前皱襞纹头端)至肘横纹	9寸	直	用于手三阴经、手三阳经的骨度分寸
	肘横纹至腕横纹	12寸	直	
下肢部	耻骨联合上缘至髌底	18寸	直	用于确定大腿内侧腧穴的纵向距离
	股骨大转子至腘横纹(平髌尖)	19寸	直	用于确定大腿部前外侧部腧穴的纵向距离
	臀沟至腘横纹	14寸	直	用于确定大腿后部腧穴的纵向距离
	髌底至髌尖	2寸	直	
	髌尖(膝中)至内踝尖	15寸	直	用于确定小腿内侧部腧穴的纵向距离
	胫骨内侧髁下方(阴陵泉)至内踝尖	13寸	直	用于确定小腿内侧部腧穴的纵向距离
	腘横纹(平髌尖)至外踝尖	16寸	直	用于确定小腿外侧及后侧部腧穴的纵向距离
	内踝尖至足底	3寸	直	用于确定足内侧部腧穴的纵向距离

二、体表标志法

体表标志法可分为固定标志法和活动标志法两类。

1. 固定标志法

固定标志法是指利用五官、毛发、爪甲、乳头、脐窝以及骨节凸起和凹陷、肌肉隆起等作为取穴标志。如鼻尖取素髎,两眉头之间取印堂,两乳头中点取膻中,肚脐中央取神阙等,这里的鼻尖、眉毛、乳头、肚脐即为固定标志。

> 小贴士:肩胛骨下角平第7胸椎棘突,肩胛冈中点平第3胸椎棘突,十二肋骨游离平第2腰椎棘突,两髂嵴高点连线平第4腰椎棘突,这些标志可作为背腰部腧穴定位时确定棘突序列的标志。

2. 活动标志法

活动标志法是指利用关节、肌肉、皮肤随活动而出现的孔隙、凹陷、皱纹等作为取穴标志。如翘起拇指,拇长、短伸肌腱之间的凹陷中取阳溪穴;当上臂屈肘外展时,肩部出现两个凹陷,前方凹陷中取肩髃穴,后方凹陷中取肩髎穴;张口时耳前出现的凹陷分别取耳门、听宫、听会;极度屈肘时,肘横纹外侧头凹陷处取曲池穴等。这些标志需在一定的体位、姿势时才出现,所以叫活动标志。

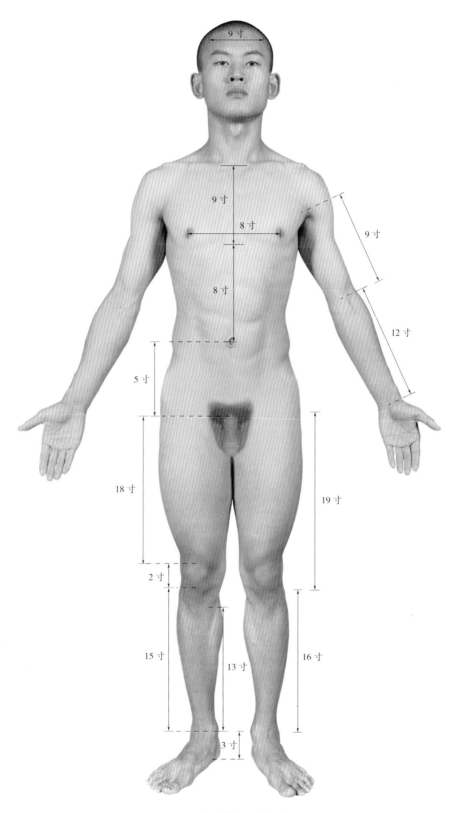

图 1-1　常用骨度分寸（前面）

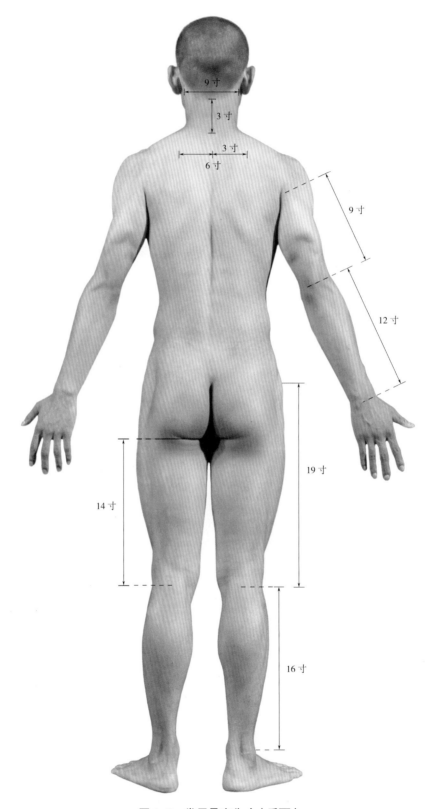

图1-2 常用骨度分寸（后面）

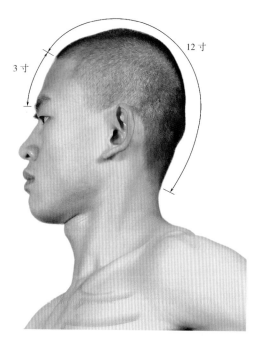

图 1-3 常用骨度分寸（头部）

三、手指比量法

手指比量法是在骨度分寸的基础上，医者用手指比量取穴的方法，又称"指寸法"。

1. 中指同身寸

即以患者的大指与中指相屈如环时，取中指中节内侧两横纹头之间作为 1 寸。此法适用于四肢及背部作横寸折算（图 1-4）。

2. 拇指同身寸

即以拇指指关节之横度作为 1 寸（图 1-5）。

3. 横指同身寸

又称"一夫法"，即将食指、中指、无名指、小指相并，以中指第一指横纹为水平，四指之横度作为 3 寸，为一夫。此法多用于下肢、下腹部和背部的横寸（图 1-6）。

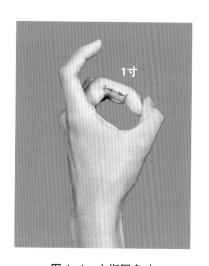

图 1-4 中指同身寸

> **小贴士**：同身寸应以患者自己的手为准。因为个体高矮、胖瘦与手的比例不完全成比例，因此手指比量法必须在骨度分寸的基础上运用，不能以指寸悉量全身各部，否则长短失度。

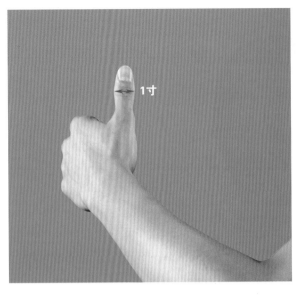

图 1-5　拇指同身寸

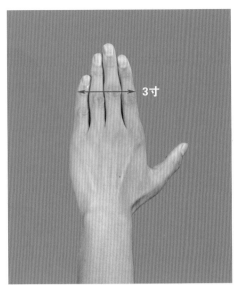

图 1-6　横指同身寸

四、简便取穴法

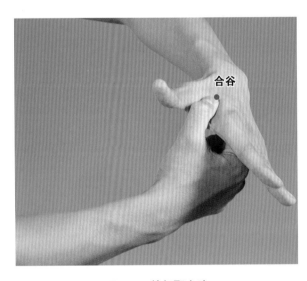

图 1-7　简便取穴法

简便取穴法是临床上常用的一种简便易行的取穴方法。如合谷穴的简便取穴方法，即以一只手的拇指的指横纹对着另一只手的拇指和食指间的指蹼缘，拇指端所对的位置就是合谷穴（图 1-7）；以病人左右两手之虎口交叉，一手食指压在另一手桡骨茎突侧面的沟形凹陷处即为列缺穴；握拳时中指端所对的 2、3 掌骨间，第 3 掌骨桡侧边的凹陷处即是劳宫穴；患者两臂自然下垂，手掌贴在两大腿外侧面的中央，中指端所对处就是风市穴；折耳，两耳尖连线的中点取百会。

小贴士：简便取穴法应参考骨度分寸应用。

第二章

任脉与督脉腧穴定位

第一节　任脉腧穴定位
（Points of Conception Vessel Meridian，CV）

一、任脉腧穴定位详解

本经腧穴主要分布在人体的前正中线上，起于会阴，止于承浆，共 24 穴（图 2-1）。

1. **会阴**　Huìyīn (CV1)

【位置】在会阴区，男性在阴囊根部与肛门连线的中点，女性在大阴唇后联合与肛门连线的中点（图 2-2）。

> 会阴取穴要点：胸膝位或侧卧位，在前后二阴中间。

2. **曲骨**　Qūgǔ (CV2)

【位置】在下腹部，耻骨联合上缘，前正中线上（图 2-3）。

3. **中极**　Zhōngjí (CV3)

【位置】在下腹部，脐中下 4 寸，前正中线上（图 2-3）。

4. **关元**　Guānyuán (CV4)

【位置】在下腹部，脐中下 3 寸，前正中线上（图 2-3）。

5. **石门**　Shímén (CV5)

【位置】在下腹部，脐中下 2 寸，前正中线上（图 2-3）。

6. **气海**　Qìhǎi (CV6)

【位置】在下腹部，脐中下 1.5 寸，前正中线上（图 2-3）。

7. **阴交**　Yīnjiāo (CV7)

【位置】在下腹部，脐中下 1 寸，前正中线上（图 2-3）。

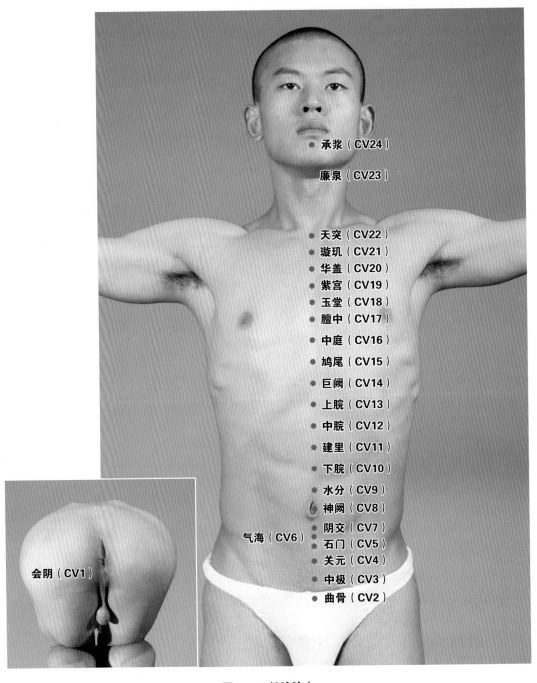

图 2-1 任脉腧穴

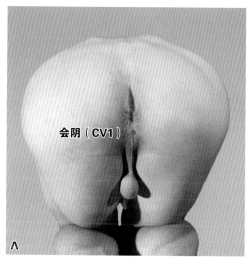
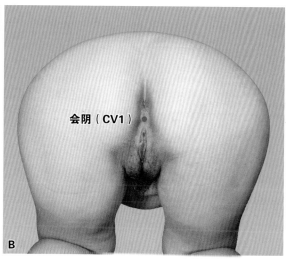

图 2-2

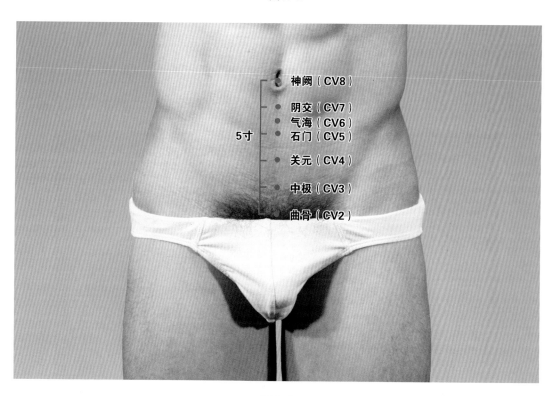

图 2-3

8. 神阙 Shénquè (CV8)

【位置】在脐区，脐中央（图2-3）。

 从曲骨到神阙各穴的取穴要点：

①以上诸穴都在前正中线上。

②骨度分寸：耻骨联合上缘中点到肚脐中央是5寸，除气海穴在脐下1.5寸外，其余各穴均相距1寸。曲骨在耻骨联合上缘的中点处，中极当脐中下4寸，关元当脐中下3寸，石门当脐中下2寸，气海当脐中下1.5寸，阴交当脐中下1寸，神阙在肚脐中央。

9. 水分 Shuǐfēn (CV9)

【位置】在上腹部，脐中上1寸，前正中线上（图2-4）。

10. 下脘 Xiàwǎn (CV10)

【位置】在上腹部，脐中上2寸，前正中线上（图2-4）。

11. 建里 Jiànlǐ (CV11)

【位置】在上腹部，脐中上3寸，前正中线上（图2-4）。

12. 中脘 Zhōngwǎn (CV12)

【位置】在上腹部，脐中上4寸，前正中线上（图2-4）。

13. 上脘 Shàngwǎn (CV13)

【位置】在上腹部，脐中上5寸，前正中线上（图2-4）。

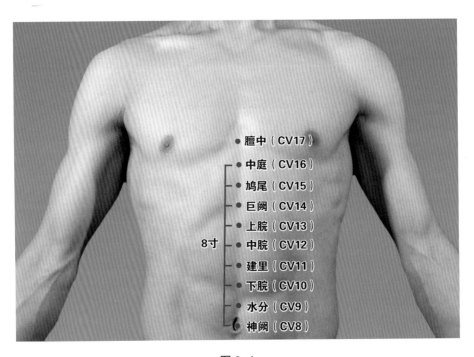

图2-4

14. **巨阙**　Jùquè (CV14)

【位置】在上腹部，脐中上6寸，前正中线上（图2-4）。

15. **鸠尾**　Jiūwěi (CV15)

【位置】在上腹部，剑胸结合部下1寸，前正中线上（图2-4）。

16. **中庭**　Zhōngtíng (CV16)

【位置】在胸部，剑胸结合中点处，前正中线上（图2-4）。

 水分到中庭取穴要点：

①以上诸穴都在前正中线上。

②剑胸结合部：指剑突与胸骨的结合部。如不明显，可沿两侧肋弓向上推，推至挡手处即是，吸气时可呈凹陷。注意勿与剑突混淆。

③骨度分寸：肚脐中央到剑胸结合部为8寸。将8寸8等分，中点处（脐上4寸）定中脘穴，肚脐中央到中脘穴中点定下脘穴，剑胸结合部到中脘穴中点定巨阙穴，其他穴位依次而定，各穴相距1寸。

17. **膻中**　Dànzhōng (CV17)

【位置】在胸部，横平第4肋间隙，前正中线上（图2-5）。

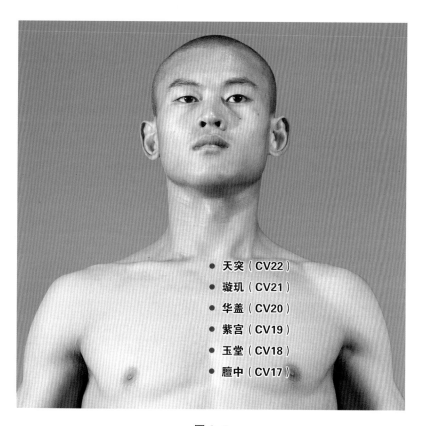

● 天突（CV22）
● 璇玑（CV21）
● 华盖（CV20）
● 紫宫（CV19）
● 玉堂（CV18）
● 膻中（CV17）

图2-5

膻中取穴要点：一般男性的乳头位于第 4 肋间隙，故膻中常以两乳头中点来定位。女性乳头在第 4 肋间隙者亦可以此方法定位；乳头不在第 4 肋间隙者，以横平第 4 肋间隙，前正中线上定位。

18. 玉堂 Yùtáng (CV18)

【位置】在胸部，横平第 3 肋间隙，前正中线上（图 2-5）。

19. 紫宫 Zǐgōng (CV19)

【位置】在胸部，横平第 2 肋间隙，前正中线上（图 2-5）。

20. 华盖 Huágài (CV20)

【位置】在胸部，横平第 1 肋间隙，前正中线上（图 2-5）。

21. 璇玑 Xuánjī (CV21)

【位置】在胸部，胸骨上窝下 1 寸，前正中线上（图 2-5）。

 任脉胸部穴位取穴要点：

①胸部穴位的骨度分寸要根据肋间隙而定。

②胸骨角即胸骨柄与胸骨体的结合处所形成的骨突，从胸骨上窝沿胸正中线往下摸到的骨突即是。胸骨角连第 2 肋骨，平第 2 肋间隙，各肋间隙以此为标准来定取。

③膻中平第 4 肋间隙，相当于两乳头连线的中点。玉堂、紫宫分别平第 3、第 2 肋间隙，华盖在胸骨角上缘的中点，约平第 1 肋间隙，华盖和天突之间定璇玑穴。

22. 天突 Tiāntū (CV22)

【位置】在颈前区，胸骨上窝中央，前正中线上（图 2-6）。

 天突取穴要点：胸骨上窝中央，两侧锁骨中间凹陷处。

23. 廉泉 Liánquán (CV23)

【位置】在颈前区，喉结上方，舌骨上缘凹陷中，前正中线上（图 2-6）。

廉泉穴取穴要点：

①从下颌骨下缘往下摸到的第 1 个骨头即是舌骨，廉泉穴在舌骨上缘的中点。

②或在喉结与下颌骨下缘的中点取廉泉。

24. 承浆 Chéngjiāng (CV24)

【位置】在面部，颏唇沟的正中凹陷处（图 2-7）。

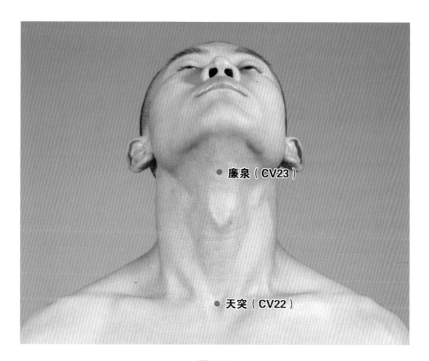

图 2-6

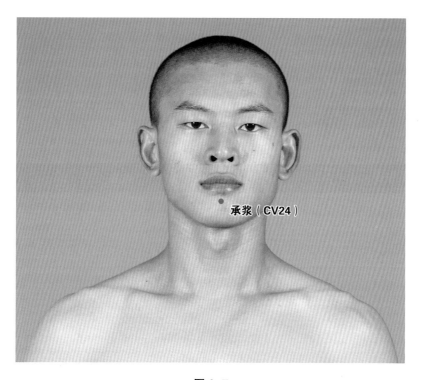

图 2-7

承浆穴取穴要点：下唇下方中间的沟即颏唇沟，承浆穴在颏唇沟的正中凹陷中。

二、任脉腧穴定位小结

本经腧穴主要位于人体的前正中线上，前后二阴之间取会阴；腹部穴位除气海外，均相隔 1 寸；胸部穴位多按肋间隙水平定取，天突在胸骨上窝正中，舌骨上缘中点取廉泉，颏唇沟中取承浆。

三、任脉腧穴定位歌诀

> CV 任脉二四呈，起于会阴承浆停，
> 强壮为主次分段，泌尿生殖作用宏。
> 会阴两阴中间取，曲骨耻骨联合从，
> 中极关元石门穴，每穴相距一寸均，
> 气海脐下一寸半，脐下一寸阴交明，
> 肚脐中央名神阙，脐上诸穴一寸匀，
> 水分下脘与建里，中脘上脘巨阙行，
> 鸠尾歧骨下一寸，中庭胸剑联合中，
> 膻中正在两乳间，玉堂紫宫华盖重，
> 再上一肋璇玑穴，胸骨上窝天突通，
> 廉泉颌下舌骨上，承浆唇下宛宛中。

四、任脉腧穴总表

表 2-1　任脉腧穴总表

分部	代号	穴名	位置
会阴区	CV1	会阴	在会阴区，男性当阴囊根部与肛门连线的中点，女性当大阴唇后联合与肛门连线的中点
下腹部	CV2	曲骨	在下腹部，耻骨联合上缘的中点处，前正中线上
	CV3	中极	在下腹部，脐中下 4 寸，前正中线上
	CV4	关元	在下腹部，脐中下 3 寸，前正中线上
	CV5	石门	在下腹部，脐中下 2 寸，前正中线上
	CV6	气海	在下腹部，脐中下 1.5 寸，前正中线上
	CV7	阴交	在下腹部脐中下 1 寸，前正中线上

续表

分部	代号	穴名	位置
脐区	CV8	神阙	在脐区,脐中央
上腹部	CV9	水分	在上腹部,脐中上 1 寸,前正中线上
	CV10	下脘	在上腹部,脐中上 2 寸,前正中线上
	CV11	建里	在上腹部,脐中上 3 寸,前正中线上
	CV12	中脘	在上腹部,脐中上 4 寸,前正中线上
	CV13	上脘	在上腹部,脐中上 5 寸,前正中线上
	CV14	巨阙	在上腹部,脐中上 6 寸,前正中线上
	CV15	鸠尾	在上腹部,剑胸结合部下 1 寸,前正中线上
胸部	CV16	中庭	在胸部,剑胸结合中点处,前正中线上
	CV17	膻中	在胸部,横平第 4 肋间,前正中线上
	CV18	玉堂	在胸部,横平第 3 肋间,前正中线上
	CV19	紫宫	在胸部,横平第 2 肋间,前正中线上
	CV20	华盖	在胸部,横平第 1 肋间,前正中线上
	CV21	璇玑	在胸部,胸骨上窝下 1 寸,前正中线上
颈部	CV22	天突	在颈前区,胸骨上窝中央,前正中线上
	CV23	廉泉	在颈前区,喉结上方,舌骨上缘凹陷处,前正中线上
面部	CV24	承浆	在面部,颏唇沟的正中凹陷处

第二节 督脉腧穴定位

（Points of Governor Vessel Meridian，GV）

一、督脉腧穴定位详解

本经腧穴主要分布在人体的后正中线上，起于长强，止于龈交，共 29 穴（图 2-8）。

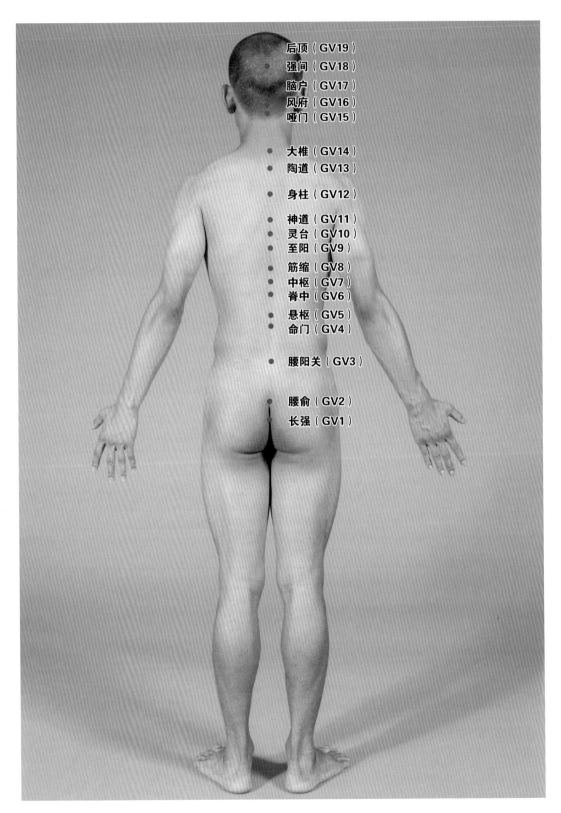

后顶（GV19）
强间（GV18）
脑户（GV17）
风府（GV16）
哑门（GV15）

大椎（GV14）
陶道（GV13）

身柱（GV12）

神道（GV11）
灵台（GV10）
至阳（GV9）
筋缩（GV8）
中枢（GV7）
脊中（GV6）
悬枢（GV5）
命门（GV4）

腰阳关（GV3）

腰俞（GV2）
长强（GV1）

图 2-8

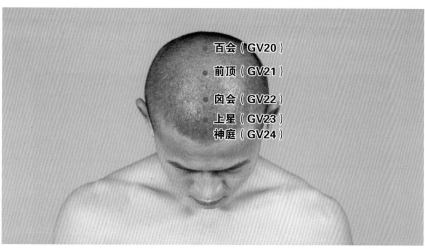

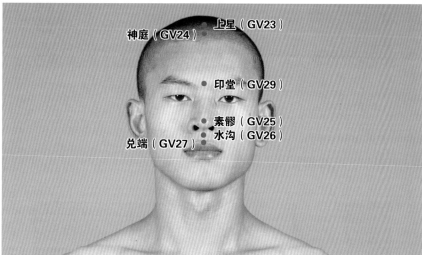

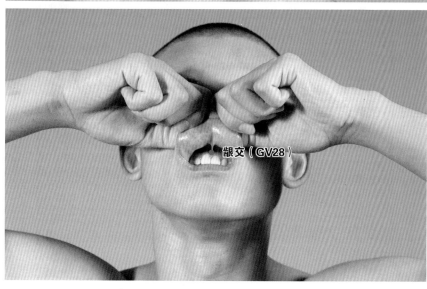

图 2-8（续）

1. 长强 ChángQiáng (GV1)

【位置】在会阴区，尾骨下方，尾骨端与肛门连线的中点处（图 2-9）。

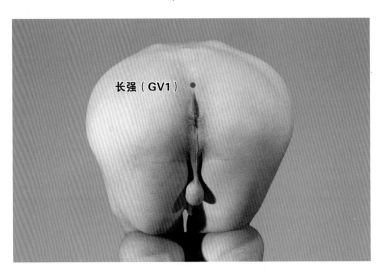

图 2-9

2. 腰俞 Yāoshū (GV2)

【位置】在骶区，正对骶管裂孔，后正中线上（图 2-10）。

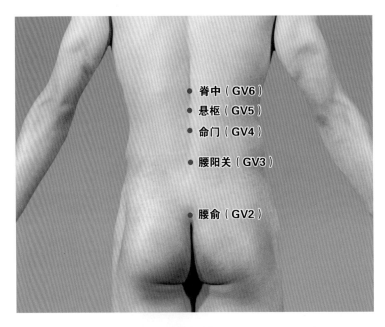

图 2-10

腰俞取穴要点：

①确定骶管裂孔位置：骶骨中央有一纵贯全长的管道，称为骶管；骶管向下开口形成骶管裂孔。定位时，从尾骨端向上推，遇到的第一个凹陷就是骶管裂孔。

②体表标志：一般在臀纹头端附近有一小凹陷即是骶管裂孔。

3. 腰阳关 Yāoyángguān (GV3)

【位置】在脊柱区，第4腰椎棘突下凹陷中，后正中线上（图2-10）。

腰阳关取穴要点：确定髂嵴标志。髂嵴是髂骨翼的上缘，其前端的突起称髂前上棘，其后端的突起称髂后上棘，左右髂嵴的最高点连线平第4腰椎棘突，该棘突下即腰阳关穴。其余腰椎棘突及骶椎嵴均可参考第4腰椎棘突定位。

4. 命门 Mìngmén (GV4)

【位置】在脊柱区，第2腰椎棘突下凹陷中，后正中线上（图2-10）。

5. 悬枢 Xuánshū (GV5)

【位置】在脊柱区，第1腰椎棘突下凹陷中，后正中线上（图2-10）。

6. 脊中 Jǐzhōng (GV6)

【位置】在脊柱区，第11胸椎棘突下凹陷中，后正中线上（图2-10）。

7. 中枢 Zhōngshū (GV7)

【位置】在脊柱区，第10胸椎棘突下凹陷中，后正中线上（图2-11）。

8. 筋缩 Jīnsuō (GV8)

【位置】在脊柱区，第9胸椎棘突下凹陷中，后正中线上（图2-11）。

9. 至阳 Zhìyáng (GV9)

【位置】在脊柱区，第7胸椎棘突下凹陷中，后正中线上（图2-11）。

至阳取穴要点：本穴与两肩胛下角相水平，定位时先找到肩胛骨内侧缘，沿着内侧缘向下确定肩胛下角，两侧肩胛下角连线中点处即第7胸椎棘突或棘突下。胸4～胸12棘突的体表定位均可参考此标志确定。

10. 灵台 Língtái (GV10)

【位置】在脊柱区，第6胸椎棘突下凹陷中，后正中线上（图2-11）。

11. 神道 Shéndào (GV11)

【位置】在脊柱区，第5胸椎棘突下凹陷中，后正中线上（图2-11）。

12. 身柱 Shēnzhù (GV12)

【位置】在脊柱区，第3胸椎棘突下凹陷中，后正中线上（图2-11）。

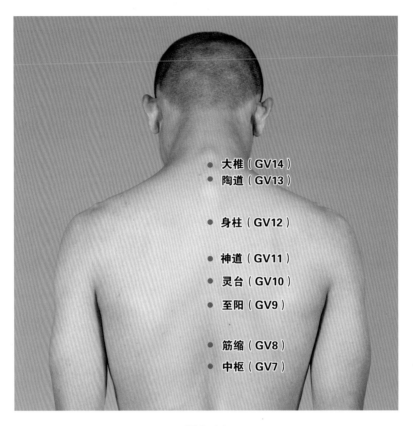

图 2-11

13. 陶道 Táodào (GV13)

【位置】在脊柱区，第1胸椎棘突下凹陷中，后正中线上（图2-11）。

14. 大椎 DàZhuī (GV14)

【位置】在脊柱区，第7颈椎棘突下凹陷中，后正中线上（图2-11）。

> **大椎取穴要点：**第7颈椎棘突在颈椎棘突中最大。定位时让患者低头，在颈项后正中部可看到最大的突起即第7颈椎棘突。由于第1胸椎棘突也非常大，经常容易和第7颈椎棘突混淆，鉴别时可让患者低头，在颈项后正中部用中指、食指的指腹分别按住两个较突出的棘突部，同时让患者左右转动头部，第7颈椎棘突可随颈部的转动而动，第1胸椎棘突则不动。上部胸椎棘突的计数均可参考第7颈椎棘突来确定。

15. 哑门 Yǎmén (GV15)

【位置】在颈后区，在第2颈椎棘突上际凹陷中，后正中线上（图2-12）。

16. 风府 Fēngfǔ (GV16)

【位置】在颈后区，枕外隆凸直下，两侧斜方肌之间凹陷中（图2-12）。

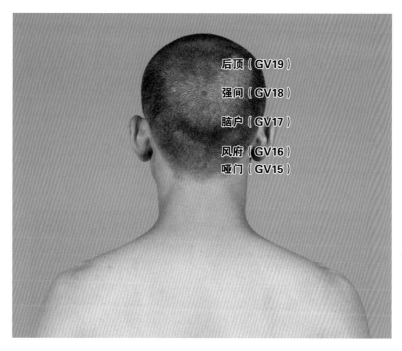

图 2-12

> 哑门、风府取穴要点：正坐，头稍仰，使项部斜方肌松弛，在项后可摸到两块肌肉即斜方肌，从两侧斜方肌上端之间的凹陷中往下捋，摸到的第 1 个骨头即是第 2 颈椎棘突，哑门穴即在第 2 颈椎棘突上缘的凹陷中。沿着哑门穴再往上推，摸到的骨头即枕骨底，枕骨底下缘即风府穴，哑门和风府相距 0.5 寸。

17. 脑户　Nǎohù (GV17)
【位置】在头部，枕外隆凸的上缘凹陷中（图 2-12）。

> 脑户取穴要点：
> ①在头的后部可摸到一个突起的骨头即枕外隆凸，枕外隆凸上缘有个凹陷，凹陷中间就是本穴。
> ②或后正中线与枕外隆凸的上缘交点处的凹陷中。横平玉枕（BL9）。

18. 强间　Qiángjiān (GV18)
【位置】在头部，后发际正中直上 4 寸（图 2-12）。

19. 后顶　Hòudǐng (GV19)
【位置】在头部，后发际正中直上 5.5 寸（图 2-12）。

脑户、强间、后顶、百会 4 穴的取穴要点：脑户、强间、后顶、百会 4 穴均相距 1.5 寸，取穴时先定取脑户和百会穴，脑户到百会的骨度分寸是 4.5 寸，再将脑户和百会穴之间 3 等分，其中下 1/3 与上 3/2 的交点是强间穴，下 2/3 与上 1/3 的交点是后顶穴。

20. 百会　Bǎihuì (GV20)

【位置】在头部，前发际正中直上 5 寸（图 2-13）。

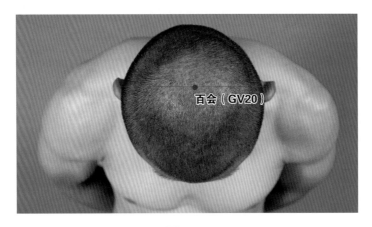

图 2-13

百会取穴要点：

①前后发际之间为 12 寸，取前发际、后发际正中线的中点，再向前 1 寸的凹陷中即是百会穴。如年龄较大，前发际线后移，或前发际不清楚，则以两眉之间开始，到后发际线 15 寸，取中点前移 0.5 寸即可。

②或取两耳尖连线的中点，头顶凹陷处是该穴。百会穴是头顶部穴位取穴的重要标志。

21. 前顶　Qiándǐng (GV21)

【位置】在头部，前发际正中直上 3.5 寸（图 2-14）。

前顶取穴要点：百会（GV20）与囟会（GV22）连线的中点。

22. 囟会　Xìnhuì (GV22)

【位置】在头部，前发际正中直上 2 寸（图 2-14）。

23. 上星　Shàngxīng (GV23)

【位置】在头部，前发际正中直上 1 寸（图 2-14）。

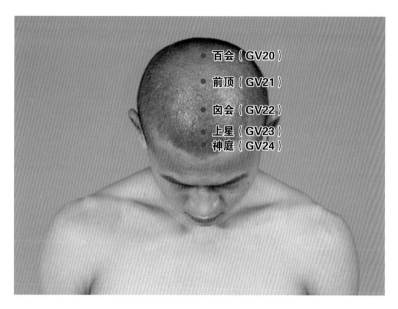

百会（GV20）
前顶（GV21）
囟会（GV22）
上星（GV23）
神庭（GV24）

图 2-14

上星取穴要点：入前发际 1 寸的穴位有督脉的上星（GV23）、膀胱经的五处（BL5）、经外奇穴当阳（EX-HN2）。

24. 神庭 Shéntíng (GV24)
【位置】在头部，前发际正中直上 0.5 寸（图 2-14）。

百会、前顶、囟会、上星、神庭的取穴要点：先定取百会穴（见百会），百会到前发际是 5 寸，可先取前 2/5 与后 3/5 的交点定取囟会，囟会和百会中点定前顶，囟会和前发际中点定上星，上星和前发际中点定神庭。

25. 素髎 Sùliáo (GV25)
【位置】在面部，鼻尖的正中央（图 2-15）。
26. 水沟 Shuǐgōu (GV26)
【位置】在面部，人中沟的上 1/3 与中 1/3 交点处（图 2-15）。
27. 兑端 Duìduān (GV27)
【位置】在面部，上唇结节的中点（图 2-15）。

兑端取穴要点：人中沟下端皮肤与口唇皮肤的交界处。

28. 龈交 Yínjiāo (GV28)
【位置】在上唇内，上唇系带与上牙龈的交点（图 2-16）。

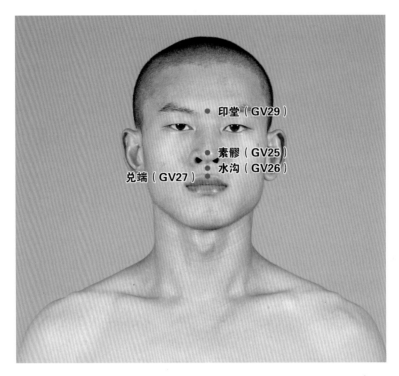

图 2-15

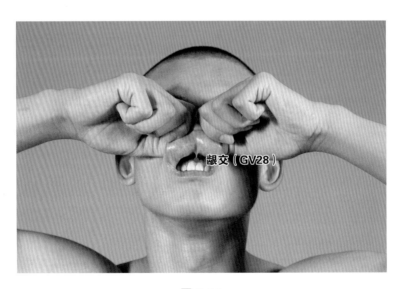

图 2-16

龈交取穴要点：提起上唇，显示唇系带，在唇系带与上齿龈的相交接处取穴。

29. 印堂　Yìntáng (GV29)

【位置】在头部，两眉毛内侧端中间的凹陷中（图 2-15）。

印堂取穴要点：左右攒竹穴连线的中点。

二、督脉腧穴定位小结

督脉腰背部腧穴除腰俞位于骶管裂孔以外，其余穴都在各脊椎棘突之间。一般髂嵴高点平第4腰椎棘突，肩胛骨下角平第7胸椎棘突，肩胛冈连线平第3胸椎棘突，其他腰背部的腧穴可按照以上标志计数在相应棘突取穴。头部腧穴可按前后发际之间为12寸等分折量取穴。面部素髎穴在鼻尖中央，水沟、兑端穴在人中沟上取穴，龈交在上唇系带与上齿龈的交点处。

三、督脉腧穴定位歌诀

GV督脉二九良，起长强止龈交上，

脑病为主次分段，急救热病及肛肠，

尾骨之端是长强，骶管裂孔取腰俞，

十六阳关平髋量，命门十四三悬枢，

十一椎下脊中藏，十椎中枢九筋缩，

七椎之下乃至阳，六灵台五神道穴，

三椎之下身柱藏，陶道一椎之下取，

大椎就在一椎上，哑门入发五分处，

风府枕下宛中当，粗隆上缘寻脑户，

强间户上寸半量，后顶再上一寸半，

百会七寸宛中央，前顶囟会俱寸五，

上星入发一寸量，神庭五分入发际，

印堂眉头之间当，素髎鼻尖准头乡，

水沟人中沟上取，兑端唇上尖端藏，

龈交系带齿龈交，经行背头正中行。

四、督脉腧穴总表

表2-2　督脉腧穴总表

分部	代号	穴名	位置
会阴区	GV1	长强	在会阴区,在尾骨端下,当尾骨端与肛门连线的中点处
骶区	GV2	腰俞	在骶区,当骶骨裂孔中,后正中线上
脊柱区	GV3	腰阳关	在脊柱区,第4腰椎棘突下凹陷中,后正中线上
	GV4	命门	在脊柱区,第2腰椎棘突下凹陷中,后正中线上

续表

分部	代号	穴名	位置
脊柱区	GV5	悬枢	在脊柱区,第1腰椎棘突下凹陷中,后正中线上
	GV6	脊中	在脊柱区,第11胸椎棘突下凹陷中,后正中线上
	GV7	中枢	在脊柱区,第10胸椎棘突下凹陷中,后正中线上
	GV8	筋缩	在脊柱区,第9胸椎棘突下凹陷中,后正中线上
	GV9	至阳	在脊柱区,第7胸椎棘突下凹陷中,后正中线上
	GV10	灵台	在脊柱区,第6胸椎棘突下凹陷中,后正中线上
	GV11	神道	在脊柱区,第5胸椎棘突下凹陷中,后正中线上
	GV12	身柱	在脊柱区,第3胸椎棘突下凹陷中,后正中线上
	GV13	陶道	在脊柱区,第1胸椎棘突下凹陷中,后正中线上
	GV14	大椎	在脊柱区,第7颈椎棘突下凹陷中,后正中线上
颈后区	GV15	哑门	在颈后区,第2颈椎棘突上际凹陷中,后正中线上
	GV16	风府	在颈后区,枕外隆凸直下,两侧斜方肌之间凹陷中
头部	GV17	脑户	在头部,枕外隆凸的上缘凹陷中
	GV18	强间	在头部,后发际正中直上4寸
	GV19	后顶	在头部,后发际正中直上5.5寸
	GV20	百会	在头部,前发际正中直上5寸,或两耳尖连线的中点处
	GV21	前顶	在头部,前发际正中直上3.5寸
	GV22	囟会	在头部,前发际正中直上2寸
	GV23	上星	在头部,前发际正中直上1寸
	GV24	神庭	在头部,前发际正中直上0.5寸
面部	GV25	素髎	在面部,鼻尖的正中央
	GV26	水沟	在面部,人中沟的上1/3与下2/3交界处
	GV27	兑端	在面部,上唇结节的中点,人中沟下端的皮肤与唇的移行部
上唇内	GV28	龈交	在上唇内,上唇系带与上齿龈的交点处
前额部	GV29	印堂	在前额部,两眉毛内侧端中间的凹陷中

第三章

手三阴经腧穴定位

第一节　手太阴肺经腧穴定位

（Points of Lung Meridian of Hand-Taiyin，LU）

一、手太阴肺经腧穴定位详解

本经腧穴分布在胸部的外上方，上肢掌面的桡侧和手掌及拇指的桡侧，起于中府，止于少商，左右各 11 个穴位（图 3-1）。

1. **中府**　Zhōngfǔ (LU1)

【位置】在胸部，横平第 1 肋间隙，锁骨下窝外侧，前正中线旁开 6 寸（图 3-2）。

2. **云门**　Yúnmén (LU2)

【位置】在胸部，锁骨下窝凹陷中，肩胛骨喙突内缘，前正中线旁开 6 寸（图 3-2）。

> 中府、云门取穴要点：
>
> ①锁骨下窝的标志：当手叉腰时，在锁骨外端下方出现的凹陷即是。云门在该窝最凹陷的地方，其外侧的骨头即是肩胛骨喙突内缘；中府在沿胸大肌与三角肌形成的沟中云门下 1 寸处。
>
> ②杨甲三取穴经验：当上臂自然下垂时，云门穴与锁骨胸骨头下缘平齐，旁开锁骨中点二横指的凹陷处。

3. **天府**　Tiānfǔ (LU3)

【位置】在臂前区，腋前纹头下 3 寸，肱二头肌桡侧缘处（图 3-3）。

> 天府简便取穴法：臂向前平举，俯头鼻尖接触上臂内侧处是穴。

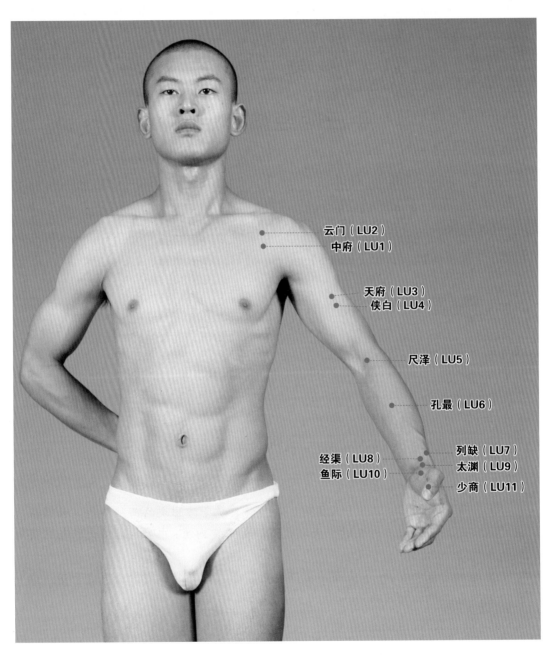

云门（LU2）
中府（LU1）

天府（LU3）
侠白（LU4）

尺泽（LU5）

孔最（LU6）

经渠（LU8）　　　　列缺（LU7）
　　　　　　　　　　太渊（LU9）
鱼际（LU10）　　　　少商（LU11）

图 3-1

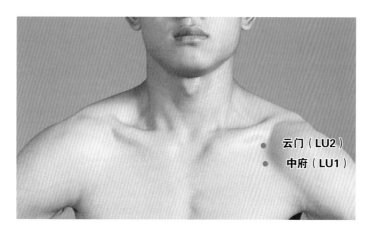

云门（LU2）
中府（LU1）

图 3-2

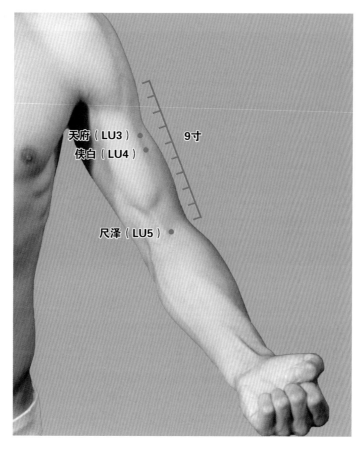

天府（LU3）
侠白（LU4）
9寸
尺泽（LU5）

图 3-3

4. 侠白　Xiábái (LU4)

【位置】在臂前区，腋前纹头下4寸，肱二头肌桡侧缘处（图3-3）。

 天府、侠白取穴要点：

①肱二头肌标志：此二穴均位于肱二头肌的桡侧缘，肱二头肌不发达的人可握拳屈肘显示肱二头肌。

②腋前纹头的标志：当上臂自然下垂时，在上臂与躯干之间形成的皱褶为腋前纹，皱褶消失处为腋前纹头。

③天府、侠白骨度分寸的确定：腋前纹头与肘横纹之间为9寸，把9寸3等分，上1/3与下2/3交点即为腋前纹头下3寸的水平，可先定天府，天府下1寸定侠白，二穴均应定位在肱二头肌的桡侧缘中。

5. 尺泽　Chǐzé (LU5)

【位置】在肘区，肘横纹上，肱二头肌腱桡侧缘凹陷中（图3-4）。

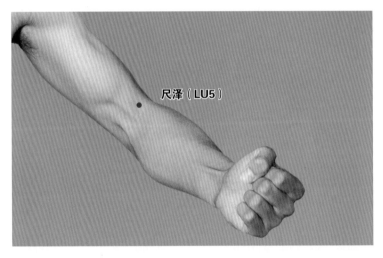

图3-4

 尺泽取穴要点：

①肘横纹的标志：由上臂与前臂交界形成的皱褶，有些人有2~3条，穴位定位时取连续的、最明显的横纹为标志。

②肱二头肌腱的标志：在肘横纹中间可摸到一明显的肌腱即肱二头肌腱，尺泽穴即在该肌腱的桡侧缘。肱二头肌腱不发达的人可屈肘显示。

6. 孔最　Kǒngzuì (LU6)

【位置】在前臂前区，腕掌侧远端横纹上7寸，尺泽（LU5）与太渊（LU9）连线上（图3-5）。

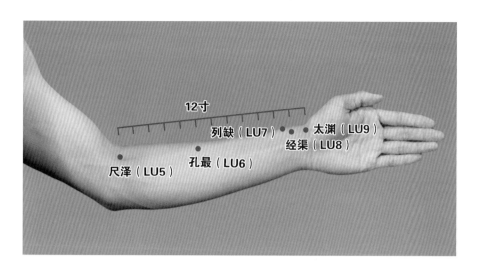

图 3-5

 孔最取穴要点：

①肘横纹与腕横纹之间的骨度分寸为12寸，因尺泽和太渊分别位于肘横纹和腕横纹上，故尺泽与太渊穴连线的中点为6寸，再上1寸为7寸，为孔最穴。但很多情况下，这样定位的孔最穴恰在桡骨上，与手太阴肺经循臂骨下廉的经络分布不相符，这种情况下应把穴定在桡骨尺侧边。

②杨甲三取穴经验：掌后第一横纹上7寸，在桡骨尺侧边。

7. 列缺　Lièquē (LU7)

【位置】在前臂，腕掌侧远端横纹上1.5寸，拇短伸肌腱与拇长展肌腱之间，拇长展肌腱沟的凹陷中（图3-5）。

 列缺取穴要点：

①拇短伸肌腱、拇长展肌腱在列缺处其实摸起来已不很清楚，尤其对于比较胖、肌腱不是很发达的人来说，这两个肌腱更不容易在体表摸到，故在定列缺时首先要在腕关节的桡侧缘确定好腕掌侧远端横纹上1.5寸的距离，然后侧腕，沿阳溪穴向肘关节方向推到1.5寸的地方就是列缺穴，通常在腕部桡侧有一沟形的凹陷即是。

②简便取穴方法：两手虎口交叉，一手的食指所对的桡骨桡侧缘的凹陷处即是列缺穴（图3-6）。用简便取穴法时应注意与腕横纹上1.5寸相参，因为人手指长短有个体差异，不易与腕上1.5寸相吻合，实际应用时应注意。

③杨甲三取穴经验：在桡骨茎突的起点。这个部位和腕横纹上1.5寸基本水平，可供参考。

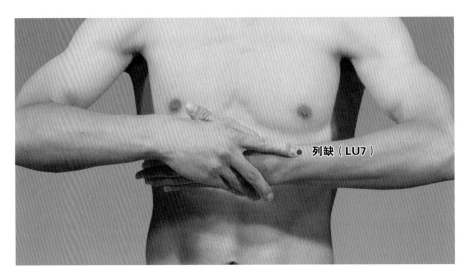

图 3-6

8. 经渠 Jīngqú (LU8)

【位置】在前臂前区，腕掌侧远端横纹上1寸，桡骨茎突与桡动脉之间（图3-5）。

 杨甲三取穴经验：在桡骨茎突的高点掌面骨边。

9. 太渊 Tàiyuān (LU9)

【位置】在腕前区，桡骨茎突与舟状骨之间，拇长展肌腱尺侧凹陷中（图3-5）。

 太渊取穴要点：

①本穴在腕掌侧远端横纹桡侧，桡动脉搏动处。

②腕横纹的标志：由前臂与腕骨交界形成的皱褶，有些人有2~3条，穴位定位时取连续的掌后第一横纹为标志。

③杨甲三教授取穴经验：在大多角骨（腕关节背屈，在腕横纹掌面桡侧高起的骨头即是）的桡侧，掌后第一横纹上。

10. 鱼际 Yújì (LU10)

【位置】在手外侧，第1掌骨桡侧中点赤白肉际处（图3-7）。

 鱼际取穴要点：确定第一掌骨两端标志，当屈曲拇指时第一掌骨两端更清楚。

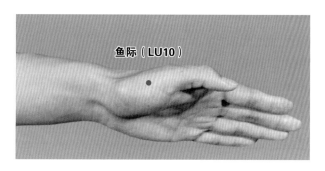

鱼际（LU10）

图 3-7

11. 少商 Shàoshāng (LU11)

【位置】在手指，拇指末节桡侧，指甲角侧上方 0.1 寸（指寸）（图 3-8）。

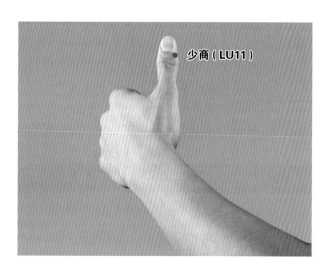

少商（LU11）

图 3-8

少商取穴要点：

①指甲角、指甲根（爪甲基底缘）、指甲根角（指甲根脚）的概念与位置：指甲角为指甲侧缘与指甲上缘（近心端水平缘）所形成的夹角；指甲根即爪甲基底缘，应为指甲近心端水平缘生于肉中的部分，通常体表可见棕色皮肤部分的近心缘；指甲根角（指甲根脚）即指甲侧缘与指甲根形成的夹角。

②少商穴在拇指桡侧指甲根角处，即沿拇指爪甲桡侧缘引一直线与指甲根（爪甲基底缘）水平线交点处取穴。

二、杨甲三教授取穴经验

肺经腧穴位于骨边、筋边、沟中。

骨边：指桡骨尺侧边取孔最；桡骨茎突高点掌面骨边取经渠。

筋边：指肱二头肌肌腱的桡侧、肘横纹上取尺泽。

沟中：指肱二头肌的桡侧沟中取天府、侠白。

三、手太阴肺经腧穴定位歌诀

> LU十一是肺经，起于中府少商停，
> 胸肺疾患咳嗽喘，咳血发热咽喉痛，
> 中府云门下一寸，云门锁骨下窝寻，
> 两穴相差隔一肋，距胸中线六寸平，
> 天府腋下三寸取，侠白府下一寸寻，
> 尺泽肘中肌腱外，孔最腕上七寸凭，
> 经渠一寸突脉中，太渊纹上动脉动，
> 列缺交叉食指尽，鱼际大鱼骨边中，
> 少商甲根桡侧角，去指甲角韭叶明。

四、手太阴肺经腧穴总表

表3-1 手太阴肺经腧穴总表

分部	代号	穴名	位置
胸部	LU1	中府	在胸部，横平第1肋间隙，锁骨下窝外侧，前正中线旁开6寸
	LU2	云门	在胸部，锁骨下窝凹陷中，肩胛骨喙突内缘，前正中线旁开6寸
上臂部	LU3	天府	在臂前区，腋前纹头下3寸，肱二头肌桡侧缘处
	LU4	侠白	在臂前区，腋前纹头下4寸，肱二头肌桡侧缘处
肘部	LU5	尺泽	在肘区，肘横纹上，肱二头肌腱桡侧缘凹陷中
前臂部	LU6	孔最	在前臂前区，腕掌侧远端横纹上7寸，尺泽与太渊连线上
	LU7	列缺	在前臂，腕掌侧远端横纹上1.5寸，拇短伸肌腱与拇长伸肌腱之间，拇长展肌腱沟的凹陷中
	LU8	经渠	在前臂前区，掌侧远端横纹上1寸，桡骨茎突与桡动脉之间
腕部	LU9	太渊	在腕前区，桡骨茎突与舟状骨之间，拇长展肌腱尺侧凹陷中
手部	LU10	鱼际	在手外侧，第1掌骨桡侧中点赤白肉际处
	LU11	少商	在手指，拇指末节桡侧，指甲角侧上方0.1寸（指寸）

第二节　手少阴心经腧穴定位

（Points of Heart Meridian of Hand-Shaoyin，HT）

一、手少阴心经腧穴定位详解

本经腧穴分布在腋下、上肢掌侧面的尺侧缘和手掌、手小指的桡侧。起于极泉，止于少冲，左右各9穴（图3-9）。

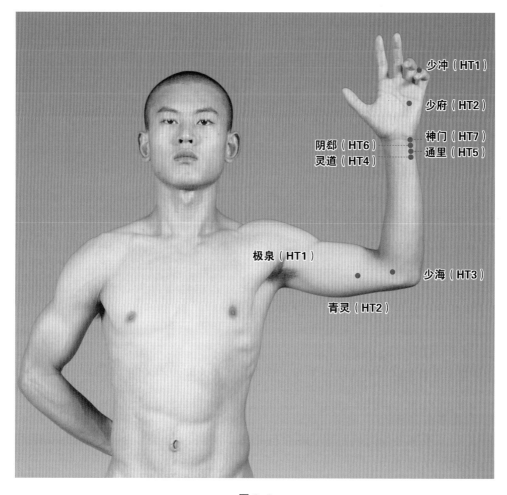

图 3-9

1. **极泉**　Jíquán (HT1)

【位置】在腋区，腋窝中央，腋动脉搏动处（图3-10）。

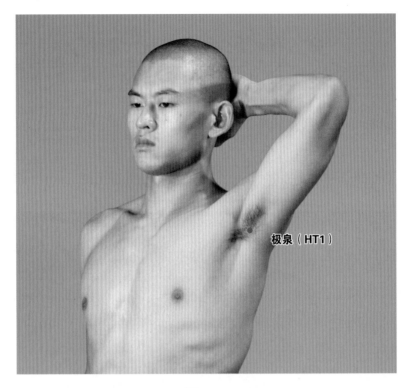

极泉（HT1）

图 3-10

> 极泉取穴要点：取穴时让患者举手放于后脑部，医生用手指触摸感知动脉搏动处。如患者过于肥胖难以触到搏动，可找到腋窝顶点后用食指、中指弹拨，如出现沿手臂内侧神经放电感，亦可确定。在腋窝顶点处，腋动脉、腋静脉、腋神经在一个神经鞘膜中，针刺时应该避开动脉。

2. 青灵　Qīnglíng (HT2)

【位置】在臂前区，肘横纹上 3 寸，肱二头肌的内侧沟中（图 3-11）。

> 青灵取穴要点：
> ①肱二头肌尺侧沟的标志：此穴位于肱二头肌的尺侧沟中，肱二头肌不发达的人可握拳屈肘显示。
> ②骨度分寸的确定：屈肘举臂，少海与极泉之间为 9 寸，把 9 寸 3 等分，上 2/3 与下 1/3 交点处，肱二头肌的尺侧沟中可定青灵穴。

3. 少海　Shàohǎi (HT3)

【位置】在肘前区，横平肘横纹，肱骨内上髁前缘（图 3-11）。

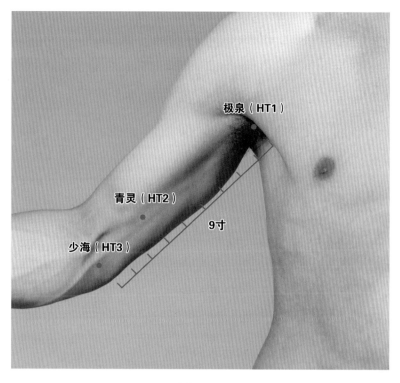

图 3–11

　　少海取穴要点：屈肘，在肘横纹内侧端与肱骨内上髁连线的中点处；极度屈肘时在肘横纹内侧纹头处。

　　4. 灵道　Língdào (HT4)
【位置】在前臂前区，腕掌侧远端横纹上 1.5 寸，尺侧腕屈肌腱的桡侧缘（图 3–12）。
　　5. 通里　Tōnglǐ (HT5)
【位置】在前臂前区，腕掌侧远端横纹上 1 寸，尺侧腕屈肌腱的桡侧缘（图 3–12）。
　　6. 阴郄　Yīnxì (HT6)
【位置】在前臂前区，腕掌侧远端横纹上 0.5 寸，尺侧腕屈肌腱的桡侧缘（图 3–12）。

　　灵道、通里、阴郄三穴的解剖标志定位：横平尺骨头根部是灵道，横平尺骨头中点是通里，横平尺骨头头部是阴郄。三穴均在尺侧腕屈肌腱的桡侧缘。

　　7. 神门　Shénmén (HT7)
【位置】在腕前区，腕掌侧远端横纹尺侧端，尺侧腕屈肌腱的桡侧缘（图 3–12）。

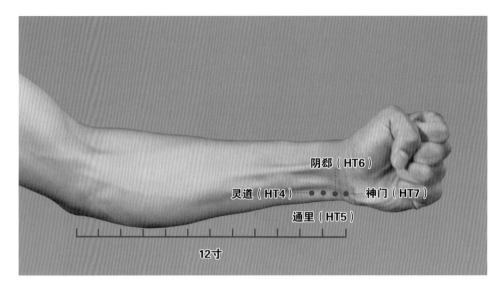

图 3-12

灵道、通里、阴郄、神门四穴的取穴要点：

①腕横纹的标志：由前臂与腕骨交界形成的皱褶，有些人有 2~3 条，穴位定位时取连续的掌后第一横纹为标志。

②尺侧腕屈肌腱标志：在举手握拳、用力屈腕、小指用力时，腕部尺侧的尺侧腕屈肌腱可清楚地显现。四穴都在尺侧腕屈肌腱的桡侧沟中。

③肘横纹到腕横纹的骨度分寸是 12 寸，灵道在腕横纹上 1.5 寸，神门在腕横纹上，灵道、通里、阴郄、神门四穴均相距 0.5 寸，把神门穴和灵道穴之间 3 等分，上 1/3 等分点为通里，下 1/3 等分点为阴郄。

④杨甲三取穴经验：神门穴取在豌豆骨的桡侧边，掌后第一横纹上。

8. 少府 Shàofǔ (HT8)

【位置】在手掌，横平第 5 掌指关节近端，第 4、5 掌骨之间（图 3-13，图 3-14）。

少府取穴要点：握拳时，小指尖所指处（图 3-13），一般位于掌横纹上。掌横纹不明显者可微握拳，掌中即可出现掌横纹。

9. 少冲 Shàochōng (HT9)

【位置】在手指，小指末节桡侧，指甲角侧上方 0.1 寸（指寸）（图 3-15）。

少冲取穴要点：

①指甲角、指甲根（爪甲基底缘）、指甲根角（指甲根脚）的概念与位置：

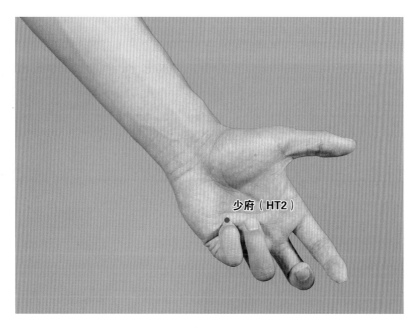

图 3-13

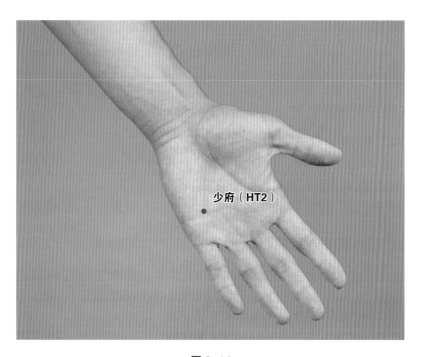

图 3-14

见少商穴。

　　②少冲穴在手小指桡侧指甲根角处，即沿小指爪甲桡侧缘引一直线与指甲根（爪甲基底缘）水平线交点处取穴。

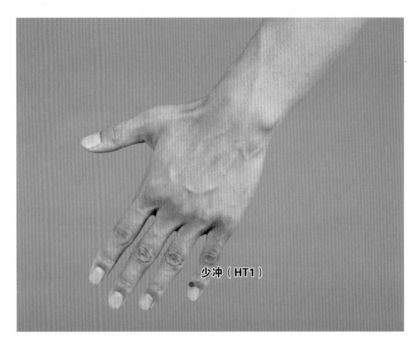

少冲（HT1）

图 3-15

二、杨甲三教授取穴经验

心经腧穴位于沟中、纹头、筋边。

沟中：青灵穴在肱二头肌的尺侧沟中，肱骨内上髁上 3 寸。

纹头：屈肘，肘横纹的尺侧纹头取少海穴。

筋边：指尺侧腕屈肌腱的桡侧边取神门、阴郄、通里、灵道四个穴，每个穴相距 0.5 寸。

三、手少阴心经腧穴定位歌诀

> HT 九穴是心经，起于极泉止少冲，
> 心病神志与血病，烦热悸汗皆可用，
> 极泉腋窝动脉牵，青灵肘上三寸见，
> 少海骨髁纹头间，灵道掌后一寸半，
> 通里掌后一寸间，阴郄五分在掌后，
> 神门横纹肌腱内，少府握拳小指尖，
> 少冲小指桡侧边，心经上肢内后连。

四、手少阴心经腧穴总表

表 3-2　手少阴心经腧穴总表

分部	代号	穴名	位置
腋部	HT1	极泉	在腋区,腋窝中央,腋动脉搏动处
上臂部	HT2	青灵	在上臂前区,肘横纹上 3 寸,肱二头肌的内侧沟中
肘部	HT3	少海	在肘前区,屈肘,在肘横纹内侧端与肱骨内上髁连线的中点处
前臂部	HT4	灵道	在前臂前区,腕掌侧远端横纹上 1.5 寸,尺侧腕屈肌腱的桡侧缘
	HT5	通里	在前臂前区,腕掌侧远端横纹上 1 寸,尺侧腕屈肌腱的桡侧缘
	HT6	阴郄	在前臂前区,腕掌侧远端横纹上 0.5 寸,尺侧腕屈肌腱的桡侧缘
腕部	HT7	神门	在腕前区,腕掌侧远端横纹尺侧端,尺侧腕屈肌腱的桡侧缘
手部	HT8	少府	在手掌,横平第 5 掌指关节近端,第 4、5 掌骨之间(握拳时小指尖所指处)
	HT9	少冲	在手指,小指末节桡侧,指甲角侧上方 0.1 寸(指寸)

第三节　手厥阴心包经腧穴定位

（Points of Pericardium Meridian of Hand-Jueyin，PC）

一、手厥阴心包经腧穴定位详解

本经腧穴分布在乳旁、上肢掌侧面中间及中指末端。起于天池,止于中冲,左右各 9 穴（图 3-16）。

1. 天池　Tiānchí (PC1)

【位置】在胸部,第 4 肋间隙,前正中线旁开 5 寸（图 3-17）。

天池取穴要点:

①在男性,或女性乳头在第 4 肋间隙者,本穴可定位在乳头外旁 1 寸。

②乳头不在第 4 肋间隙者,或乳头靠外者,可以第 4 肋间隙、前正中线旁开 5 寸取本穴。

2. 天泉　Tiānquán (PC2)

【位置】在臂前区,腋前纹头下 2 寸,肱二头肌的长、短头之间（图 3-17）。

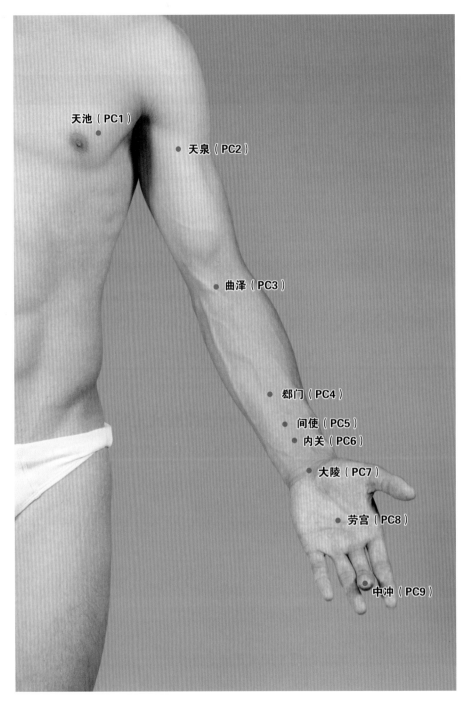

图 3-16

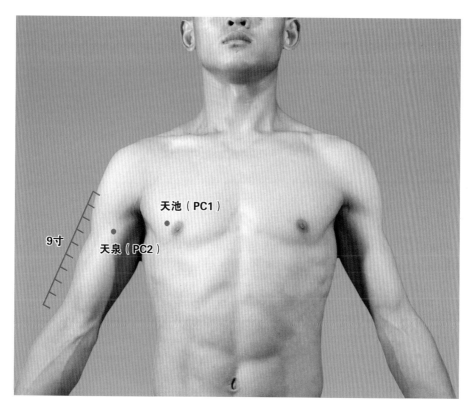

图 3-17

天泉取穴要点：

①腋前纹头的标志：当上臂自然下垂时，在上臂与躯干（前面）之间形成的皱褶为腋前纹，皱褶消失处为腋前纹头。

②骨度分寸的确定：腋前纹头与肘横纹之间为9寸，把9寸3等分，上1/3与下2/3的交点即为腋前纹头下3寸的水平，再等分确定2寸即可。

③肱二头肌长、短头之间的确定：肱二头肌桡侧沟和尺侧沟上部中央的沟形凹陷即为肱二头肌长、短头之间。肱二头肌不发达的人可握拳屈肘显示。

3. 曲泽　Qūzé (PC3)

【位置】在肘前区，肘横纹上，肱二头肌腱的尺侧缘凹陷中（图 3-18）。

曲泽取穴要点：

①肱二头肌腱的标志：肱二头肌腱不发达的人可屈肘45度显示。

②肘横纹的标志：由上臂与前臂交界形成的皱褶，有些人有2~3条，穴位定位时取连续的、最明显的横纹为标志。

③本穴与尺泽（LU5）均在肘横纹上，曲泽在肱二头肌腱的尺侧凹陷中，尺泽在肱二头肌腱的桡侧凹陷中。

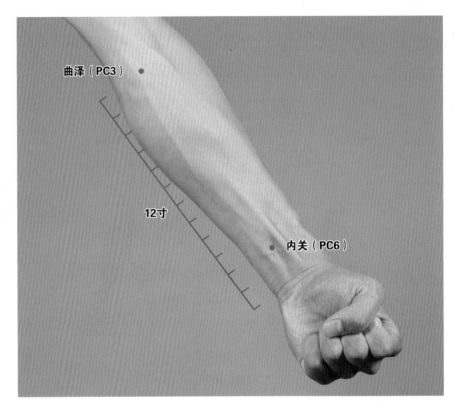

图 3-18

4. 郄门　Xìmén (PC4)

【位置】在前臂前区，腕掌侧远端横纹上 5 寸，掌长肌腱与桡侧腕屈肌腱之间（图 3-19）。

5. 间使　Jiānshǐ (PC5)

【位置】在前臂前区，腕掌侧远端横纹上 3 寸，掌长肌腱与桡侧腕屈肌腱之间（图 3-19）。

6. 内关　Nèiguān (PC6)

【位置】在前臂前区，腕掌侧远端横纹上 2 寸，掌长肌腱与桡侧腕屈肌腱之间（图 3-19）。

7. 大陵　Dàlíng (PC7)

【位置】在腕前区，腕掌侧远端横纹中，掌长肌腱与桡侧腕屈肌腱之间（图 3-19）。

郄门、间使、内关、大陵穴的取穴要点：

①四穴均位于桡侧腕屈肌腱与掌长肌腱之间。手握拳，用力屈腕，在前臂中央出现的两根肌腱，桡侧一根是桡侧腕屈肌腱，尺侧一根即是掌长肌腱。有的人掌长肌腱不明显，则以桡侧腕屈肌腱尺侧取四穴。

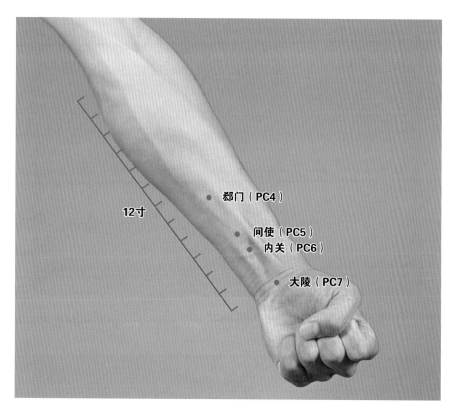

郄门（PC4）

12寸

间使（PC5）

内关（PC6）

大陵（PC7）

图 3-19

②腕横纹的标志：由前臂与腕骨交界形成的皱褶，有些人有 2~3 条，穴位定位时取连续的、掌后第一横纹为标志。

③骨度分寸确定：四穴以肘横纹与腕横纹之间的骨度分寸为 12 寸等分折量取穴。郄门在肘横纹与腕横纹之间中点下 1 寸，间使在腕横纹上 3 寸，内关在腕横纹上 2 寸，大陵在腕横纹上。

8. 劳宫 Láogōng (PC8)

【位置】在掌区，横平第 3 掌指关节端，第 2、3 掌骨之间偏于第 3 掌骨（图 3-20）。

劳宫取穴要点：握拳屈指时，中指尖点到处，第 3 掌骨桡侧，该穴一般在掌横纹上。

9. 中冲 Zhōngchōng (PC9)

【位置】在手指，中指末端最高点（图 3-21）。

中冲取穴要点：举手，五指并拢，中指指尖最高点处即是。

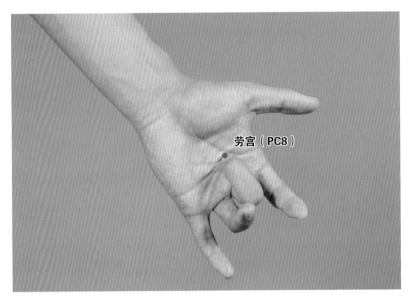

图 3-20

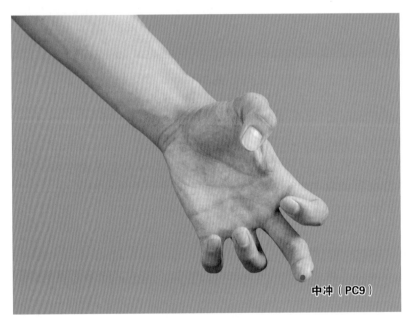

图 3-21

二、杨甲三教授取穴经验

心包经腧穴位于肌中、筋边、筋间。

肌中：指肱二头肌肌腹中间取天泉穴。

筋边：指肱二头肌肌腱的尺侧，肘横纹上取曲泽穴。

筋间：指掌长肌腱和桡侧腕屈肌腱之间取郄门、间使、内关、大陵四穴。

三、手厥阴心包经腧穴定位歌诀

PC 心包手厥阴，起于天池中冲尽，
心胸肺胃效皆好，神志血病亦可寻，
天池乳外旁一寸，天泉腋下二寸循，
曲泽腱内横纹上，郄门去腕五寸寻，
间使腕后方三寸，内关掌后二寸停，
掌后纹中大陵在，两条肌腱标准明，
劳宫屈指掌心取，中指末端是中冲。

四、手厥阴心包经腧穴总表

表 3-3　手厥阴心包经腧穴总表

分部	代号	穴名	位置
胸部	PC1	天池	在胸部,第4肋间隙,前正中线旁开5寸
上臂部	PC2	天泉	在上臂前区,腋前纹头下2寸,肱二头肌的长、短头之间
肘部	PC3	曲泽	在肘前区,肘横纹上,肱二头肌腱的尺侧缘凹陷中
前臂部	PC4	郄门	在前臂前区,腕掌侧远端横纹上5寸,掌长肌腱与桡侧腕屈肌腱之间
	PC5	间使	在前臂前区,腕掌侧远端横纹上3寸,掌长肌腱与桡侧腕屈肌腱之间
	PC6	内关	在前臂前区,腕掌侧远端横纹上2寸,掌长肌腱与桡侧腕屈肌腱之间
腕部	PC7	大陵	在腕前区,腕掌侧远端横纹中,掌长肌腱与桡侧腕屈肌腱之间
手部	PC8	劳宫	在掌区,横平第3掌指关节端,第2、3掌骨之间偏于第3掌骨
	PC9	中冲	在手指,中指末端最高点

第四章

手三阳经腧穴定位

第一节　手阳明大肠经腧穴定位

（Points of Large Intestine Meridian of Hand-Yangming，LI）

一、手阳明大肠经腧穴定位详解

本经腧穴分布在上肢背侧面的前缘、颈部、头面部。起于商阳，止于迎香，左右各20穴（图4-1）。

1. **商阳**　Shāngyáng (LI1)

【位置】在手指，食指末节桡侧，指甲角侧上方0.1寸（指寸）（图4-2）。

　商阳取穴要点：

①指甲角、指甲根（爪甲基底缘）、指甲根角（指甲根脚）的概念与位置：见少商穴。

②注意靠近拇指的一侧为食指桡侧，该穴在食指指甲根角的桡侧。取穴方法同少商。

2. **二间**　Èrjiān (LI2)

【位置】在手指，第2掌指关节桡侧远端赤白肉际处（图4-3）。

3. **三间**　Sānjiān (LI3)

【位置】在手指，第2掌指关节桡侧近端凹陷中（图4-3）。

二间、三间取穴要点：半握拳，二间、三间穴分别在第2掌指关节前后缘。取穴时用另一手拇指沿食指桡侧面由指端向指根的方向推，遇骨挡手处取二间；继续推，越过高起的骨突，下方出现明显的凹陷便是三间。

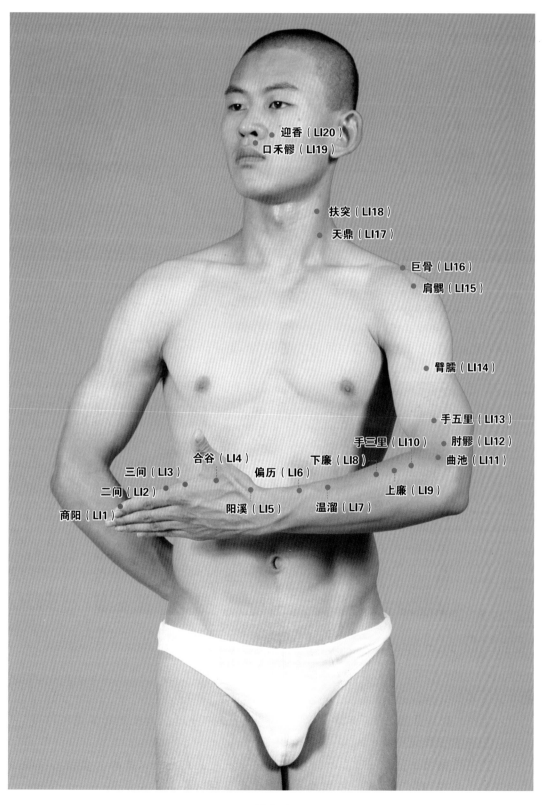

图 4-1

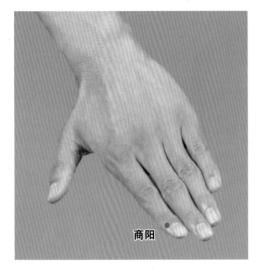

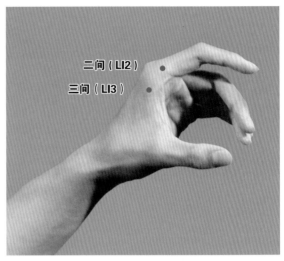

图 4-2

图 4-3

4. 合谷　Hégǔ (LI4)

【位置】在手背，第 2 掌骨桡侧的中点处（图 4-4）。

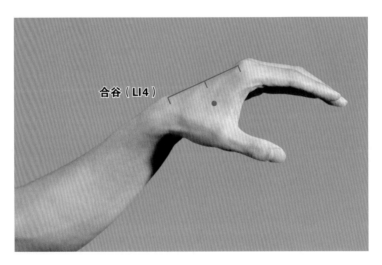

图 4-4

合谷穴其他取法：

①拇、食指自然并拢，水平放置，与指间纹端水平的肌肉隆起的最高点即是。

②杨甲三取穴经验：第 1、2 掌骨相交处和虎口之间。

③简便取穴法：以一只手的拇指指间关节横纹放在另一只手拇、食指之间的指蹼缘上，拇指向下按下，当拇指尖下即本穴（图 4-5）。

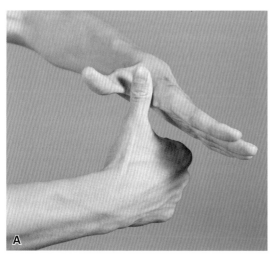
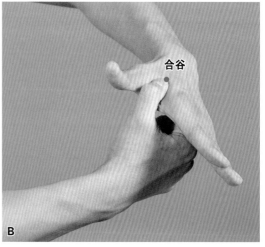

图 4-5

5. 阳溪 Yángxī (LI5)

【位置】在腕区,腕背侧远端横纹桡侧,桡骨茎突远端,解剖学"鼻烟窝"凹陷中（图 4-6）。

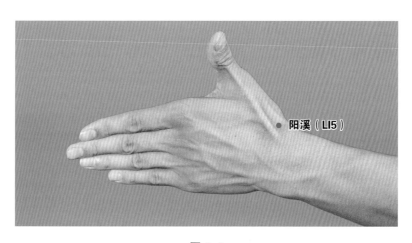

图 4-6

> 阳溪取穴要点:手拇指充分外展和后伸时,手腕桡侧部拇长伸肌腱与拇短伸肌腱之间形成一明显的凹陷,即解剖学"鼻烟窝",其最凹陷处即本穴。

6. 偏历 Piānlì (LI6)

【位置】在前臂,腕背侧远端横纹上 3 寸,阳溪（LI5）与曲池（LI11）连线上（图 4-7）。

7. 温溜 Wēnliū (LI7)

【位置】在前臂,腕背侧远端横纹上 5 寸,阳溪（LI5）与曲池（LI11）连线上（图 4-7）。

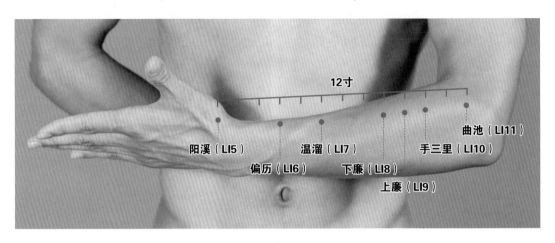

图 4-7

8. 下廉 Xiàlián (LI8)

【位置】在前臂，肘横纹下 4 寸，阳溪（LI5）与曲池（LI11）连线上（图 4-7）。

9. 上廉 Shànglián (LI9)

【位置】在前臂，肘横纹下 3 寸，阳溪（LI5）与曲池（LI11）连线上（图 4-7）。

10. 手三里 Shǒusānlǐ (LI10)

【位置】在前臂，肘横纹下 2 寸，阳溪（LI5）与曲池（LI11）连线上（图 4-7）。

> 大肠经前臂部穴位取穴要点：
>
> ①阳溪与曲池的连线方法：大肠经前臂部的穴位都在阳溪与曲池的连线上。连线方法是：掌心向胸屈肘 90°，先定取阳溪穴和曲池穴，将阳溪和曲池沿着前臂部肌肉隆起的高点连线。
>
> ②前臂穴的骨度分寸：以腕横纹与肘横纹 12 寸等分折量，因阳溪穴在腕横纹上，曲池在肘横纹水平，故阳溪穴和曲池穴之间可以按 12 寸等分折量。阳溪穴上 3 寸为偏历，阳溪穴上 5 寸为温溜；曲池下 4 寸为下廉，曲池下 3 寸为上廉，曲池下 2 寸为手三里。
>
> ③杨甲三教授取穴经验：掌心向胸屈肘 90° 时，偏历、温溜、下廉都在桡骨的外侧面，上廉、手三里、曲池都在桡骨的内侧面。

11. 曲池 Qūchí (LI11)

【位置】在肘区，尺泽（LU5）与肱骨外上髁连线的中点处（图 4-8）。

曲池取穴要点：

①肱骨外上髁标志：屈肘时，肘外侧有一明显骨突起，即肱骨外上髁，是前臂伸腕屈肌群的起点。

②不同屈肘角度时取穴方法不同：微屈肘，肘横纹上肱二头肌肌腱的桡侧为尺泽穴，尺泽与肱骨外上髁连线的中点取曲池穴。极限屈肘时，即前臂和上臂尽可能接近而不能再屈时，肘部横纹外侧的末端可摸到明显凹陷，即为本穴。

12. 肘髎 Zhǒuliáo (LI12)

【位置】在肘区，肱骨外上髁上缘，髁上嵴的前端（图4-9）。

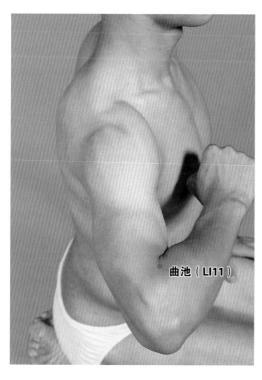

图4-8

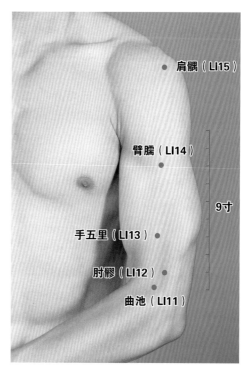

图4-9

肘髎取穴要点：屈肘时曲池穴上1寸，肱骨内侧边缘。本穴不在肩髃和曲池的连线上，点按有麻痛的感觉。

13. 手五里 Shǒuwǔlǐ (LI13)

【位置】在臂部，肘横纹上3寸，曲池（LI11）与肩髃（LI15）连线上（图4-9）。

杨甲三取穴经验：肱骨外上髁上3寸，肱骨内缘骨边。

14. 臂臑　Bìnào (LI14)

【位置】在肩部，曲池（LI11）上7寸，三角肌前缘处（图4-9）。

手五里、臂臑取穴要点：

①二穴均在肩髃与曲池的连线上。从肘横纹到腋前纹头为9寸，将其3等分，下1/3与上2/3交点处为手五里，曲池穴上7寸为臂臑。

②三角肌标志：三角肌为包裹肩关节呈三角形的肌肉，上臂外展时更容易显现。

③杨甲三取穴经验：臂臑（LI14）在三角肌前下缘与肱骨的交点处取，三角肌后缘与肱骨的交点处取三焦经臑会（TE13）穴。

15. 肩髃　Jiānyú (LI15)

【位置】在三角肌区，肩峰外侧缘前端与肱骨大结节两骨间凹陷中（图4-10）。

肩髃、肩髎取穴要点：

①屈臂外展，肩峰外侧缘前后呈现两个凹陷，前一较深凹陷即肩髃穴，后一凹陷为肩髎（TE14）穴。

②杨甲三取穴经验：上臂自然下垂时，肩髃在肩峰（锁骨肩峰）前缘直下骨下凹陷处，肩髎（TE14）在肩峰（锁骨肩峰）后缘直下骨下凹陷处。

16. 巨骨　Jùgǔ (LI16)

【位置】在肩胛区，锁骨肩峰端与肩胛冈之间凹陷中（图4-10）。

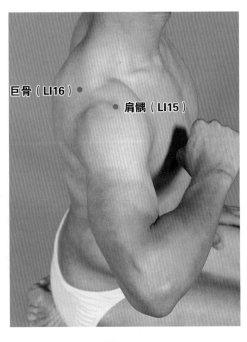

图4-10

巨骨取穴要点：在肩关节后方找到肩胛冈，肩胛冈是横行贯穿肩胛骨的骨性突起，沿肩胛冈从内向外摸，摸到肩胛冈和锁骨肩峰相连的部位，然后将手掌张开放在肩关节部，食指立起放到肩胛冈和锁骨肩峰形成的夹角处，此处即为巨骨穴。

17. 天鼎　Tiāndǐng (LI17)

【位置】在颈部，横平环状软骨，胸锁乳突肌后缘（图 4-11）。

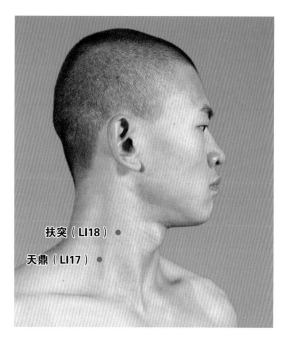

图 4-11

18. 扶突　Fútū (LI18)

【位置】在胸锁乳突肌区，横平喉结，胸锁乳突肌前、后缘中间（图 4-11）。

　　天鼎、扶突取穴要点：

　　①二穴均以胸锁乳突肌为标志，天鼎横平环状软骨，在胸锁乳突肌后缘；扶突横平甲状软骨（即喉结），在胸锁乳突肌前、后缘中间。

　　②甲状软骨（喉结）、环状软骨标志的确定：在男性，这两个标志一般很清楚，在颈前可见两个明显的突起，上突起为甲状软骨，下突起为环状软骨。女性这两个标志不容易看到，可沿下颌骨下缘往下轻按，可摸到两个突起，上突起为甲状软骨，下突起为环状软骨。

　　③胸锁乳突肌标志的确定：胸锁乳突肌有两个头，一个头起自胸骨柄前面（胸骨头），另一个起自锁骨的胸骨端（锁骨头），两个头合为一个肌腹，止于乳突。当低头转向对侧时，在颈部出现明显的肌肉即是胸锁乳突肌。

19. 口禾髎　Kǒuhéliáo (LI19)

【位置】在面部，横平人中沟上 1/3 与下 2/3 交点（水沟穴 GV26），鼻孔外缘直下（图 4-12）。

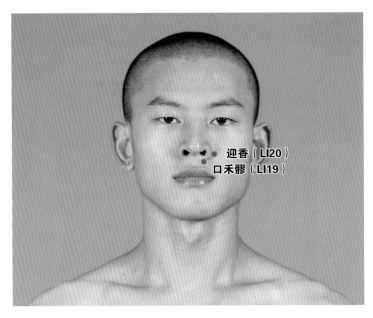

图 4-12

> 杨甲三取穴经验：在人中穴（即水沟穴 GV26）旁 0.5 寸，对鼻翼内侧缘。

20. 迎香　Yíngxiāng (LI20)

【位置】在面部，鼻翼外缘中点旁，鼻唇沟中（图 4-12）。

二、杨甲三教授取穴经验

指尖部穴在爪甲根角取。如商阳在食指桡侧爪甲角根部取。

掌指关节部穴在掌指关节前后取。如二间、三间分别在第二掌指关节桡侧前、后取。

腕部穴在筋骨间取。如阳溪在大多角骨、桡骨、两筋拇长伸肌腱与拇短伸肌腱之间取。

前臂部穴在骨两边取。屈肘侧置体位，曲池、手三里、上廉在桡骨内侧；下廉、温溜、偏历在桡骨外侧；肘髎、手五里在肱骨内侧。

肘部穴位在纹头取。如曲池在屈肘桡侧纹头尽处取。

上臂部穴位在一肌一骨前下取。如臂臑在三角肌的前下缘与肱骨的交点处取。

肩部穴位在锁骨肩峰前下取。如肩髃在锁骨肩峰的前缘直下、骨下凹陷处取。

颈部穴位在喉结、肌中取。如扶突在平喉结、胸锁乳突肌的中间取。

面部穴位在鼻旁取。如迎香穴平鼻翼中点，在鼻唇沟中。

三、手阳明大肠经腧穴定位歌诀

LI 二十手大肠，起于商阳止迎香，

头面眼鼻口齿喉，皮肤神热与胃肠。

商阳食指桡侧取，二间握拳节前方，

三间握拳节后取，合谷虎口歧骨当，
阳溪腕上两筋陷，偏历腕上三寸良，
温溜腕后上五寸，池前四寸下廉乡，
池下三寸上廉穴，三里池下二寸长，
曲池尺泽髁中央，肘髎肱骨内廉旁，
池上三寸寻五里，臂臑三角肌下方，
肩髃肩峰举臂取，巨骨肩尖骨陷当，
天鼎环骨肌后缘，扶突肌中结喉旁，
禾髎孔外平水沟，鼻旁唇沟取迎香。

四、手阳明大肠经腧穴总表

表 4-1　手阳明大肠经腧穴总表

分部	代号	穴名	位置
手部	LI1	商阳	在手指,食指末节桡侧,指甲角侧上方 0.1 寸(指寸)
	LI2	二间	在手指,第 2 掌指关节桡侧远端赤白肉际处
	LI3	三间	在手背,第 2 掌指关节桡侧近端凹陷中
	LI4	合谷	在手背,第 2 掌骨桡侧的中点处
腕部	LI5	阳溪	在腕区,腕背侧远端横纹桡侧,桡骨茎突远端,解剖学"鼻烟窝"凹陷中
前臂部	LI6	偏历	在前臂,腕背侧远端横纹上 3 寸,阳溪与曲池连线上
	LI7	温溜	在前臂,腕背侧远端横纹上 5 寸,阳溪与曲池连线上
	LI8	下廉	在前臂,肘横纹下 4 寸,阳溪与曲池连线上
	LI9	上廉	在前臂,肘横纹下 3 寸,阳溪与曲池连线上
	LI10	手三里	在前臂,肘横纹下 2 寸,阳溪与曲池连线上
肘部	LI11	曲池	在肘区,尺泽与肱骨外上髁连线的中点处
上臂部	LI12	肘髎	在肘区,肱骨外上髁上缘,髁上嵴的前端
	LI13	手五里	在臂部,肘横纹上 3 寸,曲池与肩髃连线上
	LI14	臂臑	在臂部,曲池上 7 寸,三角肌前缘处
肩部	LI15	肩髃	在肩三角肌区,肩峰外侧缘前端与肱骨大结节两骨间凹陷中
	LI16	巨骨	在肩胛区,锁骨肩峰端与肩胛冈之间凹陷中
颈部	LI17	天鼎	在颈部,横平环状软骨,胸锁乳突肌后缘
	LI18	扶突	在颈部,横平喉结,胸锁乳突肌前、后缘中间
面部	LI19	口禾髎	在面部,横平人中沟上 1/3 与下 2/3 交点,鼻孔外缘直下
	LI20	迎香	在面部,鼻翼外缘中点旁,鼻唇沟中

第二节　手太阳小肠经腧穴定位

（Points of Small Intestine Meridian of Hand-Taiyang，SI）

一、手太阳小肠经腧穴定位详解

本经腧穴分布在手小指、手掌的尺侧，上肢背侧面的尺侧缘，肩胛及面部。起于少泽，止于听宫，左右各 19 穴（图 4-13）。

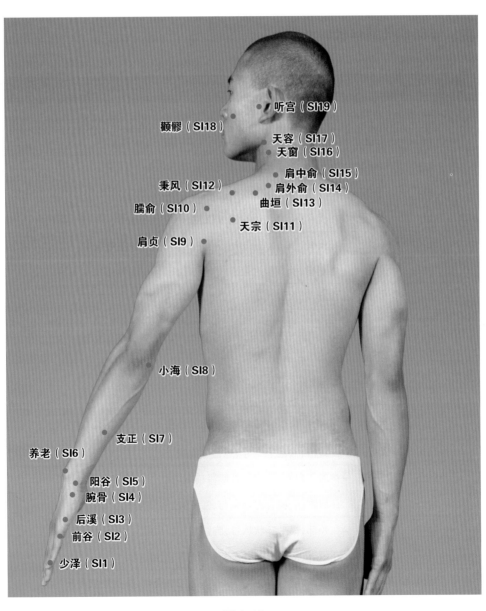

图 4-13

1. 少泽　Shàozé (SI1)

【位置】在手指，小指末节尺侧，指甲角侧上方 0.1 寸（指寸）（图 4-14）。

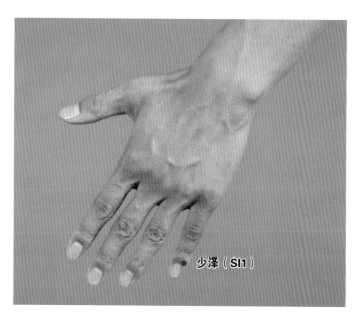

少泽（SI1）

图 4-14

少泽取穴要点：

①指甲角、指甲根（爪甲基底缘）、指甲根角（指甲根脚）的概念与位置：见少商穴。

②同一指（趾）甲根角内外两侧都有穴位的只有手小指和足大趾，其中手小指指甲根角尺侧为少泽（SI1）穴，桡侧为手少阴心经少冲（HT9）穴。取穴时沿手小指爪甲尺侧画一直线与指甲根（爪甲基底缘）水平线交点处即是少泽穴。

2. 前谷　Qiángǔ (SI2)

【位置】在手指，第 5 掌指关节尺侧远端赤白肉际凹陷中（图 4-15）。

3. 后溪　Hòuxī (SI3)

【位置】在手内侧，第 5 掌指关节尺侧近端赤白肉际凹陷中（图 4-15）。

前谷、后溪取穴要点：前谷、后溪分别在第 5 掌指关节尺侧前后缘四陷中，均在赤白肉际处。取穴时半握拳，沿小指外侧赤白肉际从指尖向指根推，在指根部遇骨挡手即第 5 掌指关节前缘，取前谷；越过骨后的凹陷处取后溪。一般前谷与第 5 掌指横纹尺侧端相对应，后溪与掌横纹尺侧纹头相对应。

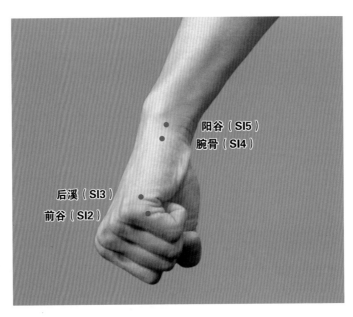

图 4-15

4. **腕骨** Wàngǔ (SI4)

【位置】在腕区，第 5 掌骨底与三角骨之间的赤白肉际凹陷中（图 4-15）。

5. **阳谷** Yánggǔ (SI5)

【位置】在腕后区，尺骨茎突与三角骨之间凹陷中（图 4-15）。

> 腕骨、阳谷取穴要点：在手掌尺侧，尺骨茎突与第 5 掌骨之间有个突起的骨即为三角骨，腕骨穴和阳谷穴分别在三角骨前缘和后缘的凹陷中。取穴时从后溪沿手掌外侧赤白肉际向腕部推，遇到的第一个凹陷即腕骨穴，继续往前推，遇到骨头挡手即三角骨，越过三角骨遇到的凹陷即阳谷穴。阳谷穴前为尺骨茎突挡手，故也可在三角骨与尺骨茎突之间的凹陷中取阳谷。

6. **养老** Yǎnglǎo (SI6)

【位置】在前臂后区，腕背横纹上 1 寸，尺骨头桡侧凹陷中（图 4-16、图 4-17）。

> 养老取穴要点：
> ①手掌向下，用一手食指按在尺骨头的最高点上，然后手掌转向胸，食指端滑入的骨缝中是本穴。本经腧穴定位歌诀中"养老转手髁空藏"即是此意（图 4-17）。
> ②当手掌心向下时，可在尺骨头近端桡侧凹陷中直接定穴（图 4-16）。

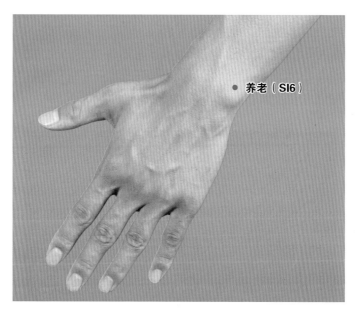

图 4-16

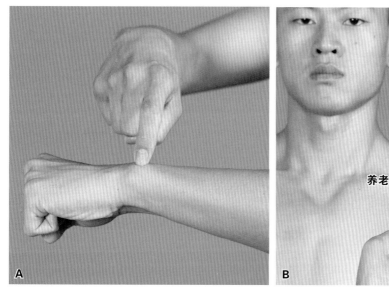
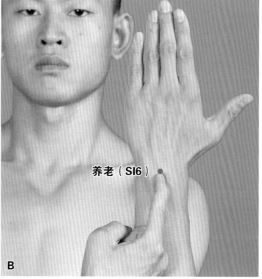

图 4-17

7. 支正 Zhīzhèng (SI7)

【位置】在前臂后区,腕背侧远端横纹上 5 寸,尺骨尺侧与尺侧腕屈肌之间(图 4-18)。

支正取穴要点:先取小海穴,支正在阳谷与小海连线的中点下 1 寸,尺骨掌侧边上。

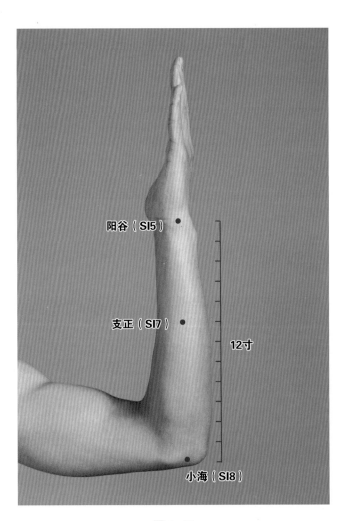

图 4-18

8. 小海 Xiǎohǎi (SI8)

【位置】在肘后区,尺骨鹰嘴与肱骨内上髁之间凹陷中(图 4-18)。

小海取穴要点：

①尺骨鹰嘴、肱骨内上髁标志的确定：在肘关节的内侧可摸到一个明显的骨突起，即是肱骨内上髁，尺骨鹰嘴即肘尖。取穴时微屈肘，小海穴即在尺骨鹰嘴与肱骨内上髁之间的凹陷中。因尺神经恰经过此穴，用手指弹敲此处时有触电麻感直达小指。

②小海与少海位置区别：少海（HT3）为手少阴心经穴，屈肘时在肘横纹内侧端与肱骨内上髁之间的凹陷中；小海（SI8）穴在尺骨鹰嘴与肱骨内上髁之间的凹陷中。二穴常容易混淆，应注意区别。

9. 肩贞　Jiānzhēn (SI9)

【位置】在肩胛区，肩关节后下方，腋后纹头直上1寸（图4-19）。

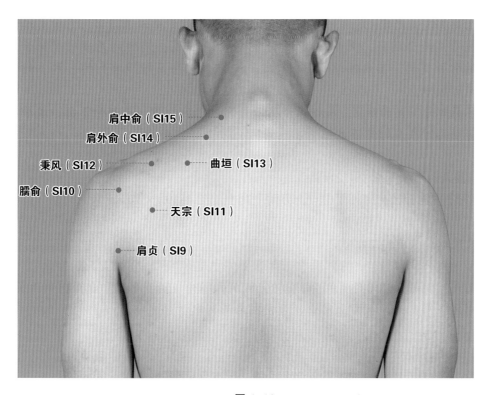

图 4-19

肩贞取穴要点：上臂自然下垂，腋后纹头直上1寸，可用拇指同身寸法测量。

10. 臑俞 Nàoshū (SI10)
【位置】在肩胛区，腋后纹头直上，肩胛冈下缘凹陷中（图4-19）。

 臑俞取穴要点：沿腋后纹头直上往上推，遇骨挡手即是肩胛冈，肩胛冈下缘的凹陷即是臑俞穴。

11. 天宗 Tiānzōng (SI11)
【位置】在肩胛区，肩胛冈中点与肩胛骨下角连线上1/3与下2/3交点凹陷中（图4-19）。

天宗取穴要点：

①天宗穴在肩胛冈中点与肩胛骨下角连线上1/3与下2/3交点的凹陷中。肩胛冈中点与肩胛骨下角的体表标志确定是正确定取本穴的关键。

②肩胛冈的确定：肩胛冈在肩关节的后方。肩胛骨是倒三角形，它被突起的肩胛冈分成两个区域，上面叫冈上窝，下面叫冈下窝，肩胛冈是横行贯穿于肩胛骨的骨性突起，其内侧端（脊柱侧）与外侧端（即肩胛冈消失的一端）的中点即肩胛冈中点。

③肩胛骨下角的确定：肩胛骨是倒三角形，顶角处即是肩胛骨下角，做屈肘摸后背动作时在肩胛骨下方可明显摸到。

12. 秉风 Bǐngfēng (SI12)
【位置】在肩胛区，肩胛冈中点上方冈上窝中（图4-19）。

秉风取穴要点：

①杨甲三取穴经验：肩胛冈中点上缘上1寸是秉风穴。

②秉风穴与天宗穴位置关系：肩胛骨被肩胛冈分成两个区域，上面叫冈上窝，下面叫冈下窝，秉风在冈上窝中，天宗在冈下窝中。

13. 曲垣 Qūyuán (SI13)
【位置】在肩胛区，肩胛冈内侧端上缘凹陷中（图4-19）。

曲垣取穴要点：

①曲垣穴在肩胛冈与肩胛骨脊柱缘形成的拐角处凹陷中。取穴时沿肩胛冈上缘往脊柱方向推，推至一骨头挡手处的凹陷中即是本穴。

②上臂自然下垂时，曲垣也可在臑俞和第2胸椎棘突连线的中点处取穴。

③杨甲三取穴经验：曲垣、天宗、臑俞、秉风四穴的位置关系是：曲垣在肩

胛冈内上方，臑俞在肩胛冈外下方；天宗、秉风分别在肩胛冈中点上下 1 寸处。曲垣、天宗、臑俞、秉风连线呈菱形，说明四穴的定位准确。

14. 肩外俞 Jiānwàishū (SI14)

【位置】在脊柱区，第 1 胸椎棘突下，后正中线旁开 3 寸，即陶道穴开 3 寸（图 4-19）。

15. 肩中俞 Jiānzhōngshū (SI15)

【位置】在脊柱区，第 7 颈椎棘突下，后正中线旁开 2 寸，即大椎穴旁开 2 寸（图 4-19）。

肩外俞、肩中俞取穴要点：

①二穴可用肩胛冈脊柱缘到后正中线 3 寸折量取穴。其中肩外俞旁开陶道（GV13）3 寸，肩中俞旁开大椎（GV14）2 寸。

②肩外俞与膀胱经大杼穴（BL11）均与督脉陶道穴（GV13）相平，即平第 1 胸椎棘突下。

16. 天窗 Tiānchuāng (SI16)

【位置】在颈部，横平喉结，胸锁乳突肌的后缘（图 4-20）。

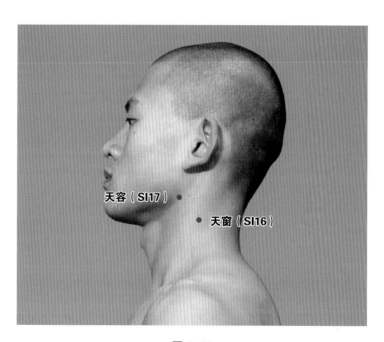

图 4-20

17. 天容 Tiānróng (SI17)

【位置】在颈部，下颌角后方，胸锁乳突肌的前缘凹陷中（图 4-20）。

天窗、天容取穴要点：

①二穴均以胸锁乳突肌为取穴标志，天窗平喉结，位于胸锁乳突肌后缘；天容平下颌角，位于胸锁乳突肌前缘。

②天窗与人迎（ST9）、扶突（LI18）均横平喉结，三者的位置关系为：胸锁乳突肌前缘处为人迎（ST9），后缘为天窗（SI16），前后缘中间为扶突（LI18）。

③天容与三焦经天牖穴（TE16）均平下颌角，天容在胸锁乳突肌前缘，天牖在胸锁乳突肌后缘。

④胸锁乳突肌、喉结标志的确定见大肠经扶突（LI18）穴。

18. 颧髎　Quánliáo (SI18)

【位置】在面部，颧骨下缘，目外眦直下凹陷中（图4-21）。

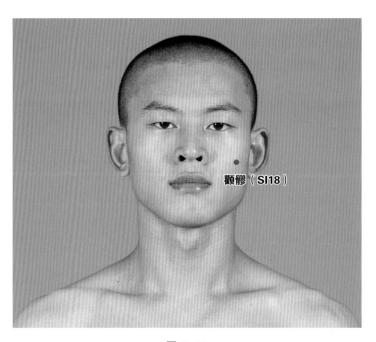

图4-21

颧髎取穴要点：目外眦即外眼角，本穴在外眼角直下颧骨下方凹陷处。

19. 听宫　Tīnggōng (SI19)

【位置】在面部，耳屏正中与下颌骨髁突之间的凹陷中（图4-22）。

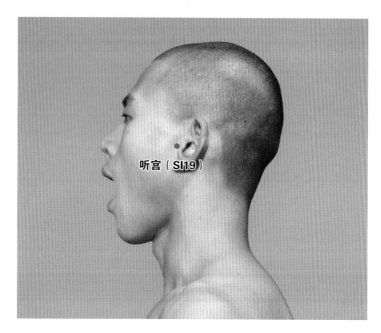

图 4-22

听宫、听会、耳门三穴位置关系：耳前有耳屏、屏间切迹、屏上切迹。听宫（SI19）与耳屏相平，听会（GB2）与屏间切迹相平，耳门（TE21）与屏上切迹相平。三穴均需张口取穴，因张口时耳前才可出现明显凹陷。

二、杨甲三教授取穴经验

指尖部穴位在爪甲根角取。如少泽在小指尺侧爪甲角根部取。

掌指关节部穴位在掌指关节前后取。如前谷、后溪在第五掌指关节尺侧前、后取。

腕部穴位在骨间取。如阳谷在三角骨、尺骨之间取。

前臂部穴位在骨边取。如支正在尺骨内侧边缘取。

取肘部穴位时，肘尖、骨髁是标志。如小海在肘尖与肱骨内上髁之间取。

肩胛冈部穴位在肩胛冈中、端、上下取。肩胛冈中点上缘上 1 寸是秉风穴，下缘下 1 寸是天宗穴，外端下缘内 1 寸是臑俞穴，内端上缘外 1 寸是曲垣穴。

颈部取穴的标志是一结、一角、一条肌。一结指喉结，一角指下颌角，一条肌指胸锁乳突肌。平喉结，胸锁乳突肌的后缘是天窗；平下颌角，胸锁乳突肌的前缘是天容。

面部穴位在耳前珠陷取。平耳屏，张口有凹陷处取听宫。

三、手太阳小肠经腧穴定位歌诀

SI 十九手小肠，少泽听宫起止详，

头项耳目咽喉病，热病神志液病良，

少泽小指尺甲角，前谷泽后节前方，

后溪握拳节后取，腕骨腕前骨陷当，

阳谷三角骨上取，养老转手髁空藏，

支正腕后上五寸，小海二骨之中央，

肩贞纹头上一寸，臑俞贞上骨下方，

天宗冈下窝中取，秉风冈上窝中央，

曲垣胛冈内上缘，陶道旁三外俞章，

大椎旁二中俞穴，天窗扶后大筋旁，

天容耳下曲颊后，颧髎颧骨下廉乡，

听宫之穴归何处，耳屏中前陷中央。

四、手太阳小肠经腧穴总表

表4-2　手太阳小肠经腧穴总表

分部	代号	穴名	位置
手部	SI1	少泽	在手指，小指末节尺侧，指甲角侧上方0.1寸（指寸）
	SI2	前谷	在手指，第5掌指关节尺侧远端赤白肉际凹陷中
	SI3	后溪	在手内侧，第5掌指关节尺侧近端赤白肉际凹陷中
腕部	SI4	腕骨	在腕区，第5掌骨底与三角骨之间的赤白肉际凹陷中
	SI5	阳谷	在腕后区，尺骨茎突与三角骨之间凹陷中
前臂部	SI6	养老	在前臂后区，腕背横纹上1寸，尺骨头桡侧凹陷中
	SI7	支正	在前臂后区，腕背侧远端横纹上5寸，尺骨尺侧与尺侧腕屈肌之间
肘部	SI8	小海	在肘后区，尺骨鹰嘴与肱骨内上髁之间凹陷中
肩胛部	SI9	肩贞	在肩胛区，肩关节后下方，腋后纹头直上1寸
	SI10	臑俞	在肩胛区，腋后纹头直上，肩胛冈下缘凹陷中
	SI11	天宗	在肩胛区，肩胛冈中点与肩胛骨下角连线上1/3与下2/3交点凹陷中
	SI12	秉风	在肩胛区，肩胛冈中点上方冈上窝中
	SI13	曲垣	在肩胛区，肩胛冈内侧端上缘凹陷中
	SI14	肩外俞	在脊柱区，第1胸椎棘突下，后正中线旁开3寸
	SI15	肩中俞	在脊柱区，第7颈椎棘突下，后正中线旁开2寸
颈部	SI16	天窗	在颈部，横平喉结，胸锁乳突肌的后缘
	SI17	天容	在颈部，下颌角后方，胸锁乳突肌的前缘凹陷中
面部	SI18	颧髎	在面部，颧骨下缘，目外眦直下凹陷中
	SI19	听宫	在面部，耳屏正中与下颌骨髁突之间的凹陷中

第三节　手少阳三焦经腧穴定位

（Points of Triple Energizers Meridian of Hand-Shaoyang，TE）

一、手少阳三焦经腧穴定位详解

本经腧穴分布在无名指尺侧，手背第4、5指间，上肢背侧面中间，肩部，颈部，耳周，眉毛外端。起于关冲，止于丝竹空，左右各23个穴（图4-23）。

1. **关冲**　Guānchōng (TE1)

【位置】在手指，第4指末节尺侧，指甲角侧上方0.1寸（指寸）（图4-24）。

> 关冲取穴要点：
> ①指甲角、指甲根（爪甲基底缘）、指甲根角（指甲根脚）的概念与位置：见少商穴。
> ②取穴时沿手无名指爪甲尺侧画一直线，与指甲根（爪甲基底缘）水平线交点处即是关冲穴。

2. **液门**　Yèmén (TE2)

【位置】在手背，第4、5指间，指蹼缘上方赤白肉际凹陷中（图4-25）。

3. **中渚**　Zhōngzhǔ (TE3)

【位置】在手背，第4、5掌骨间，第4掌指关节近端凹陷中（图4-25）。

> 液门、中渚取穴要点：二穴以第4、5掌指关节为标志。手指并拢时，在第4、5指间缝纹端、掌指关节前缘取液门，第4、5掌指关节后缘之间凹陷中取中渚。

4. **阳池**　Yángchí (TE4)

【位置】在腕后区，腕背侧远端横纹上，指伸肌腱的尺侧缘凹陷中（图4-26）。

> 阳池取穴要点：确定指伸肌腱标志。五指用力张开，中间三指的总肌腱叫指伸肌腱，指伸肌腱尺侧凹陷是本穴。

5. **外关**　Wàiguān (TE5)

【位置】在前臂后区，腕背侧远端横纹上2寸，尺骨与桡骨间隙中点（图4-27）。

> 外关取穴要点：与内关（PC6）相对。

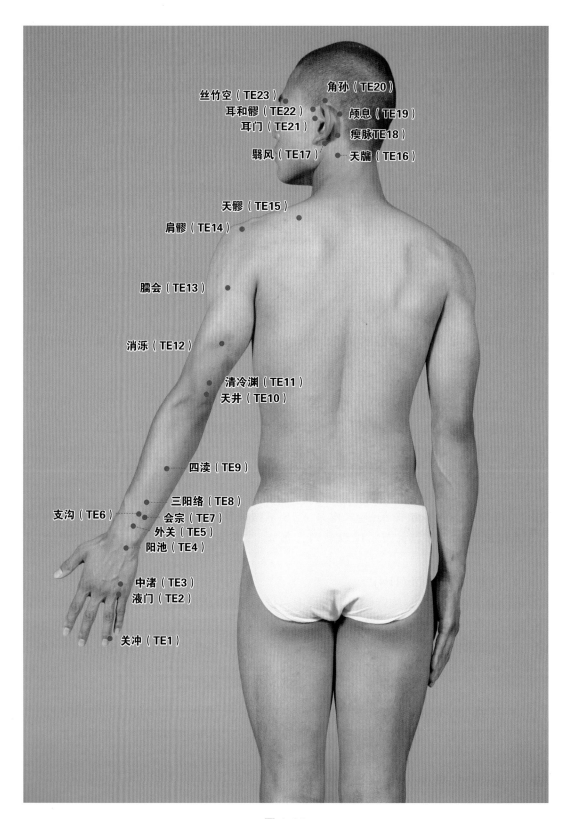

图 4-23

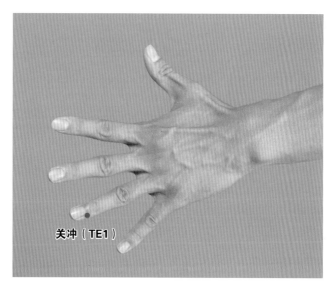

图 4-24

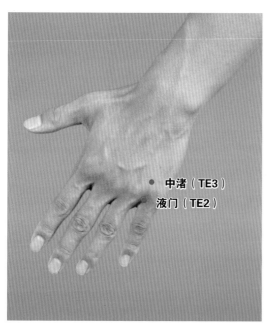

图 4-25

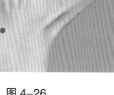

图 4-26

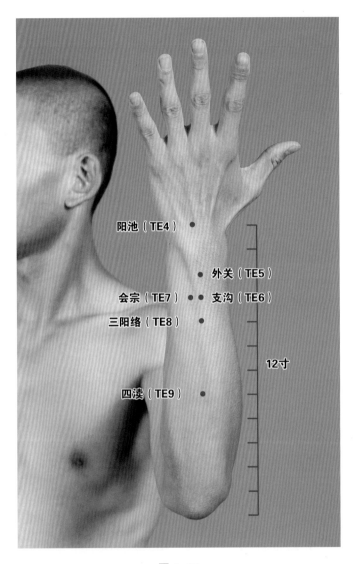

图 4-27

6. 支沟　Zhīgōu (TE6)

【位置】在前臂后区，腕背侧远端横纹上 3 寸，尺骨与桡骨间隙中点（图 4-27）。

7. 会宗　Huìzōng (TE7)

【位置】在前臂后区，腕背侧远端横纹上 3 寸，尺骨的桡侧缘（图 4-27）。

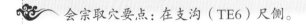　会宗取穴要点：在支沟（TE6）尺侧。

8. **三阳络**　Sānyángluò (TE8)

【位置】在手背腕横纹上 4 寸，尺骨与桡骨间隙中点（图 4-27）。

9. **四渎**　Sìdú (TE9)

【位置】在前臂后区，肘尖（EX-UE1）下 5 寸，尺骨与桡骨间隙中点（图 4-27）。

手少阳三焦经前臂部穴位取穴要点：

　　①三焦经前臂穴位均位于桡骨和尺骨之间，以腕横纹到肘横纹 12 寸等分折量取穴。腕横纹上 2 寸取外关，上 3 寸取支沟，上 4 寸取三阳络，上 7 寸取四渎；腕横纹上 3 寸，尺骨桡侧缘取会宗。

　　②当屈肘 90 度掌心向胸时，可以阳池与肘尖之间作为 12 寸等分折量。

10. **天井**　Tiānjǐng (TE10)

【位置】在肘后区，肘尖（EX-UE1）上 1 寸凹陷中（图 4-28）。

天井取穴要点：屈肘 90 度时，穴位于鹰嘴窝中。

11. **清冷渊**　Qīnglíngyuān (TE11)

【位置】在臂后区，肘尖与肩峰角连线上，肘尖上 2 寸（图 4-28）。

12. **消泺**　Xiāoluò (TE12)

【位置】在臂后区，肘尖与肩峰角连线上，肘尖上 5 寸（图 4-28）。

清冷渊、消泺、臑会取穴要点：

　　①肩峰角标志的确定：肩胛冈的外侧逐渐转向前方移行为肩峰部，扩大为扁平的三角形，在移行过程中所形成的转角处即为肩峰角。具体定位时，沿肩胛冈往外侧推，其外端即是肩峰转角处，即肩峰角。

　　②清冷渊、消泺均在肩峰角与肘尖（尺骨鹰嘴）的连线上。先取肩峰角，将肩峰角和肘尖连线，屈肘时肘上 1 寸取天井，肘上 2 寸取清冷渊，可以腋后纹头到肘尖 9 寸等分折量。肩峰角与肘尖连线与三角肌肌腹下缘交点取臑会，臑会与清冷渊中点取消泺，手臂内旋时上臂背侧面有一凹槽，消泺恰在其中。

13. **臑会**　Nàohuì (TE13)

【位置】在臂后区，肩峰角下 3 寸，三角肌的后下缘（图 4-28）。

杨甲三取穴经验：三角肌后下缘与肱骨的交点处是臑会穴；三角肌前下缘与肱骨的交点处取手阳明大肠经臂臑（LI14）。臑会位置较臂臑稍高。

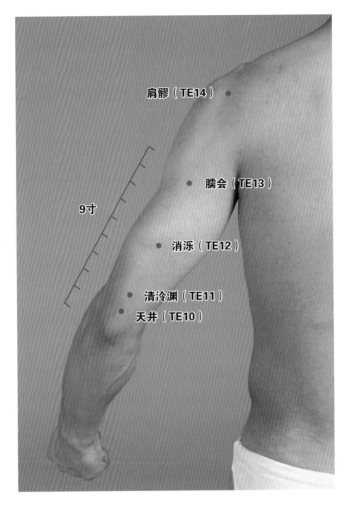

图 4-28

14. 肩髎　Jiānliáo (TE14)

【位置】在三角肌区，肩峰角与肱骨大结节两骨间凹陷中（图 4-29）。

> 肩髎、肩髃取穴要点：
>
> ①屈臂外展，肩峰外侧缘前后端呈现两个凹陷，前一较深凹陷即肩髃（LI15），后一凹陷为肩髎（TE14）。
>
> ②杨甲三取穴经验：上臂自然下垂时，肩髃在肩峰（锁骨肩峰）前缘直下骨下凹陷处，肩髎在肩峰（锁骨肩峰）后缘直下骨下凹陷处。

15. 天髎　Tiānliáo (TE15)

【位置】在肩胛区，肩胛骨上角骨际凹陷中（图 4-30）。

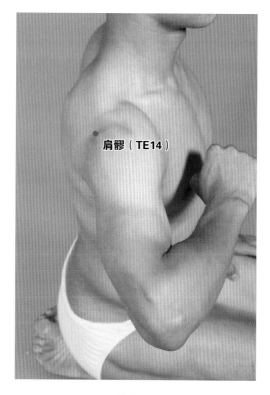

图 4-29

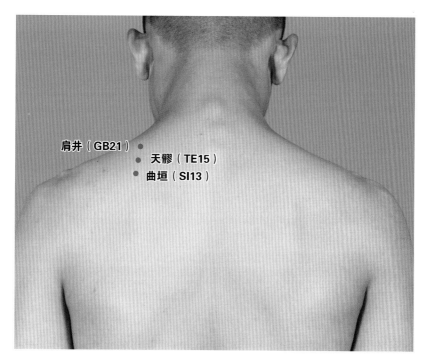

图 4-30

天髎取穴要点：

①肩胛骨上角的确定：肩胛骨上角位于肩胛骨内侧缘的上端（肩胛骨的内上角），平对第2肋，可作为计数肋骨的标志。定位时可沿肩胛骨内侧缘（脊柱缘）往上摸，其上端即肩胛骨上角，天髎穴即在肩胛骨上角骨边凹陷中。

②肌肉、脂肪比较厚的人，体表不易摸到肩胛骨上角，可以肩井穴（GB21）与曲垣穴（SI13）连线的中点取天髎。肩井为胆经穴，在第7颈椎棘突与锁骨肩峰端的中点；曲垣为小肠经穴，在肩胛冈内侧端上缘凹陷中。

16. 天牖　Tiānyǒu (TE16)

【位置】在颈部，横平下颌角，胸锁乳突肌的后缘凹陷中（图4-31）。

天牖、天容取穴要点：

①胸锁乳突肌标志：见大肠经扶突穴（LI18）。

②天牖（TE16）与小肠经天容（SI17）均以下颌角和胸锁乳突肌为解剖标志取穴，二者均横平下颌角，天容在胸锁乳突肌前缘，天牖在胸锁乳突肌后缘。

17. 翳风　Yīfēng (TE17)

【位置】在颈部，耳垂后方，乳突下端前方凹陷中（图4-32）。

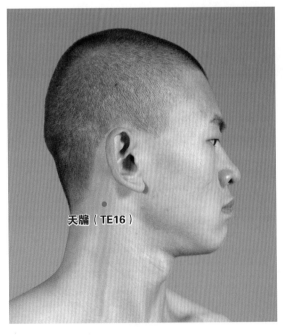

图4-31

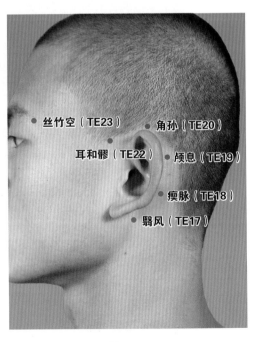

图4-32

杨甲三取穴经验：乳突的高点与下颌角连线的中点为本穴。

18. 瘈脉　Chìmài (TE18)

【位置】在头部，乳突中央，角孙（TE20）与翳风（TE17）沿耳轮弧形连线的上 2/3 与下 1/3 的交点处（图 4-32）。

19. 颅息　Lúxī (TE19)

【位置】在头部，角孙（TE20）与翳风（TE17）沿耳轮弧形连线的上 1/3 与下 2/3 的交点处（图 4-32）。

杨甲三取穴经验：乳突的前下缘取瘈脉，乳突的前上缘取颅息。

20. 角孙　Jiǎosūn (TE20)

【位置】在头部，耳尖正对发际处（图 4-33）。

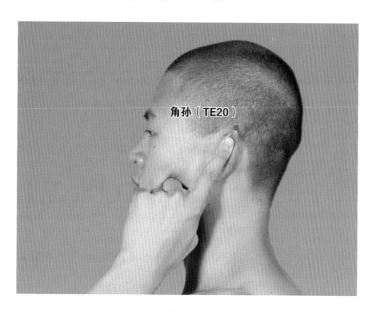

角孙（TE20）

图 4-33

三焦经耳周翳风、瘈脉、颅息、角孙 4 穴的定位：外耳廓纵向对折，耳尖所对发际处取角孙；乳突下端前方凹陷取翳风；将角孙和翳风沿耳轮弧形连线并 3 等分，上 2/3 与下 1/3 的交点处取瘈脉，上 1/3 与下 2/3 的交点处取颅息。

21. 耳门　Ěrmén (TE21)

【位置】在耳区，耳屏上切迹与下颌骨髁突之间的凹陷中（图 4-34）。

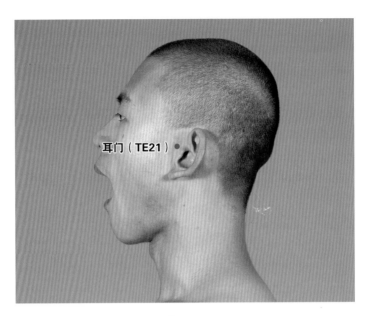

图 4-34

耳门取穴要点：

①下颌骨髁突：下颌骨的下颌支末端有两个突起，其中位于后方者称为髁突。

②耳屏上切迹：耳屏上缘与耳轮脚之间形成的切迹。

③耳门穴在耳屏上切迹与下颌骨髁突之间的凹陷中，取穴时微张口，于耳屏上切迹前的凹陷中取穴。

④与听宫、听会的位置关系：见小肠经听宫穴（SI19）。

22. 耳和髎　Ěrhéliáo (TE22)

【位置】在头部，鬓发后缘，耳廓根的前方，颞浅动脉的后缘（图 4-32）。

耳和髎取穴要点：

①耳廓根标志的确定：耳廓根指耳廓与头皮连接的部分，其上端即上耳根。这里的耳廓根当指上耳根。

②颞浅动脉标志的确定：在耳屏前方颧弓根部可触及一搏动的动脉，即颞浅动脉。约在上耳根前一食指宽。

③耳和髎与上耳根相水平，在颞浅动脉的后缘。

23. 丝竹空　Sīzhúkōng (TE23)

【位置】在面部，眉梢凹陷中（图 4-32）。

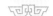

　　丝竹空取穴要点：人的眉毛有长有短，取穴时以眼眶外缘眶骨上的凹陷为标志取穴，以眉梢作为参考。

二、杨甲三教授取穴经验

　　指尖部穴位在爪甲根角取。如关冲在无名指尺侧爪甲角根部取。

　　掌指关节部穴位在掌指关节前后取。如液门、中渚在第四、五掌指关节前、后取。

　　腕部穴位在筋骨边取。如阳池在月骨、尺骨、指总伸肌腱与伸小指肌腱之间取。

　　前臂部穴位在骨边、两骨间取。如外关、支沟、三阳络、四渎都在桡、尺骨之间取；会宗在尺骨桡侧边取。

　　取肘部穴位时，肘尖是标志。如天井在肘尖上 1 寸取。

　　上臂部穴位在一肌一骨后下取。如臑会在三角肌的后下缘与肱骨的交点处取。

　　肩部穴位在锁骨肩峰后下取。如肩髎在锁骨肩峰后缘直下、骨下凹陷中。

　　颈部穴位的取穴标志是一角、一条肌。一角指下颌角，一条肌指胸锁乳突肌。如天牖在平下颌角、胸锁乳突肌的后缘取。

　　面部穴位在耳前取。平耳屏上切迹，张口有凹陷处取耳门。

三、手少阳三焦经腧穴定位歌诀

TE 二三三焦经，起关冲止丝竹空，
头侧耳目热神志，咽喉疟疾肩臂痛，
关冲无名尺侧角，液门握拳指缝讨，
中渚关节后凹陷，阳池腕表有陷凹，
腕上二寸取外关，支沟腕上三寸安，
会宗三寸尺骨缘，三阳络在四寸间，
肘下五寸寻四渎，肘上一寸天井见，
肘上二寸清泠渊，消泺肘上五寸间，
臑会三角肌后下，肩髎肩峰后下陷，
天髎肩胛骨上角，天牖平颌肌后缘，
乳突前下取翳风，下三分一瘈脉现，
上三分一颅息取，角孙入发平耳尖，
耳门屏上切迹前，和髎耳根前指宽，
丝竹空穴在何处，眼眶外缘眉梢陷。

四、手少阳三焦经腧穴总表

表 4-3　手少阳三焦经腧穴总表

分部	代号	穴名	位置
手部	TE1	关冲	在手指,第 4 指末节尺侧,指甲根角侧上方 0.1 寸(指寸)
	TE2	液门	在手背,第 4、5 指间,指蹼缘上方赤白肉际凹陷中
	TE3	中渚	在手背,第 4、5 掌骨间,第 4 掌指关节近端凹陷中
腕部	TE4	阳池	在腕后区,腕背侧远端横纹上,指伸肌腱的尺侧缘凹陷中
前臂部	TE5	外关	在前臂后区,腕背侧远端横纹上 2 寸,尺骨与桡骨间隙中点
	TE6	支沟	在前臂后区,腕背侧远端横纹上 3 寸,尺骨与桡骨间隙中点
	TE7	会宗	在前臂后区,腕背侧远端横纹上 3 寸,尺骨的桡侧缘
	TE8	三阳络	在前臂后区,腕背侧远端横纹上 4 寸,尺骨与桡骨间隙中点
	TE9	四渎	在前臂后区,肘尖下 5 寸,尺骨与桡骨间隙中点
肘部	TE10	天井	在肘后区,肘尖上 1 寸凹陷中
上臂部	TE11	清冷渊	在臂后区,肘尖与肩峰角连线上,肘尖上 2 寸
	TE12	消泺	在臂后区,肘尖与肩峰角连线上,肘尖上 5 寸
	TE13	臑会	在臂后区,肩峰角下 3 寸,三角肌的后下缘
肩部	TE14	肩髎	在三角肌区,肩峰角与肱骨大结节两骨间凹陷中
	TE15	天髎	在肩胛区,肩胛骨上角骨际凹陷中
颈部	TE16	天牖	在颈部,横平下颌角,胸锁乳突肌的后缘凹陷中
耳周	TE17	翳风	在颈部,耳垂后方,乳突下端前方凹陷中
	TE18	瘈脉	在头部,乳突中央,角孙与翳风沿耳轮弧形连线的上 2/3 与下 1/3 的交点处
	TE19	颅息	在头部,角孙与翳风沿耳轮弧形连线的上 1/3 与下 2/3 的交点处
	TE20	角孙	在头部,耳尖正对发际处
	TE21	耳门	在耳区,耳屏上切迹与下颌骨髁突之间的凹陷中
	TE22	耳和髎	在头区,鬓发后缘,耳廓根的前方,颞浅动脉的后缘
眼周	TE23	丝竹空	在面区,眉梢凹陷中

第五章

足三阳经腧穴定位

第一节　足阳明胃经腧穴定位

（Points of Stomach Meridian of Foot-Yangming，ST）

一、足阳明胃经腧穴定位详解

本经腧穴分布在头面部、颈部、胸腹部、下肢的外侧面前缘。起于承泣，止于厉兑，左右各 45 个穴位（图 5-1）。

1. **承泣**　Chéngqì (ST1)

【位置】在面部，眼球与眶下缘之间，瞳孔直下（图 5-2）。

2. **四白**　Sìbái (ST2)

【位置】在面部，眶下孔处（图 5-2）。

3. **巨髎**　Jùliáo (ST3)

【位置】在面部，横平鼻翼下缘，瞳孔直下（图 5-2）。

承泣、四白、巨髎的取穴要点：患者直立或者正坐位，双眼平视前方，瞳孔直下作一垂线，在此线上的眼球与眶下缘中间位置即是承泣；经此垂线往眶下缘下方触压，可触及一小凹陷，即是眶下孔，正对四白穴；经鼻翼下缘作一水平横线交于上述垂线，交点处即是巨髎穴。

4. **地仓**　Dìcāng (ST4)

【位置】在面部，口角旁开 0.4 寸（图 5-2）。

地仓取穴要点：确定口角的标志，闭口时嘴唇外侧的上、下唇连接点即是。口角旁开 0.4 寸的骨度不易确定，取穴时可在鼻唇沟延长线与口角水平线的交叉点上取穴。

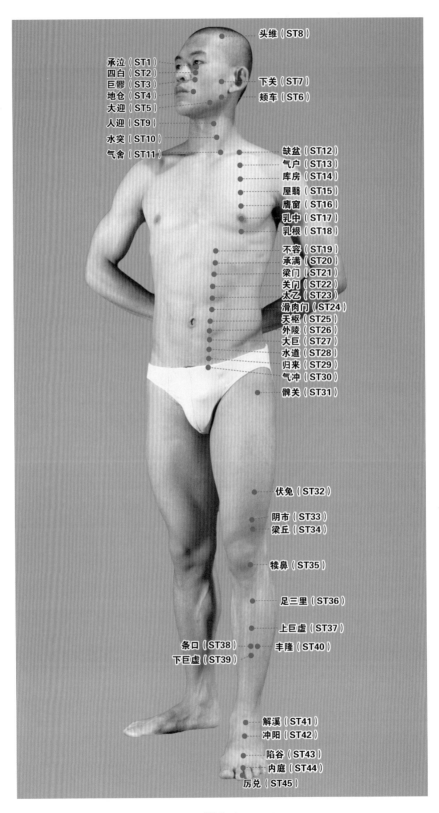

头维（ST8）
承泣（ST1）
四白（ST2）
巨髎（ST3）
地仓（ST4）
大迎（ST5）
下关（ST7）
颊车（ST6）
人迎（ST9）
水突（ST10）
气舍（ST11）
缺盆（ST12）
气户（ST13）
库房（ST14）
屋翳（ST15）
膺窗（ST16）
乳中（ST17）
乳根（ST18）
不容（ST19）
承满（ST20）
梁门（ST21）
关门（ST22）
太乙（ST23）
滑肉门（ST24）
天枢（ST25）
外陵（ST26）
大巨（ST27）
水道（ST28）
归来（ST29）
气冲（ST30）
髀关（ST31）
伏兔（ST32）
阴市（ST33）
梁丘（ST34）
犊鼻（ST35）
足三里（ST36）
上巨虚（ST37）
条口（ST38）
丰隆（ST40）
下巨虚（ST39）
解溪（ST41）
冲阳（ST42）
陷谷（ST43）
内庭（ST44）
厉兑（ST45）

图 5-1

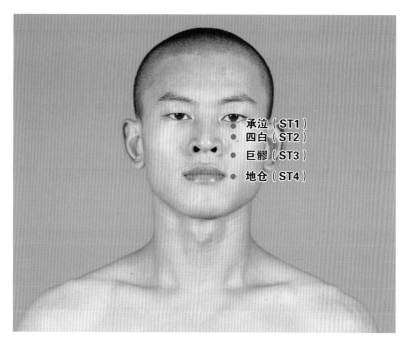

图 5-2

5. 大迎 Dàyíng (ST5)

【位置】在面部，下颌角前方，咬肌附着部的前缘凹陷中，面动脉搏动处（图 5-3）。

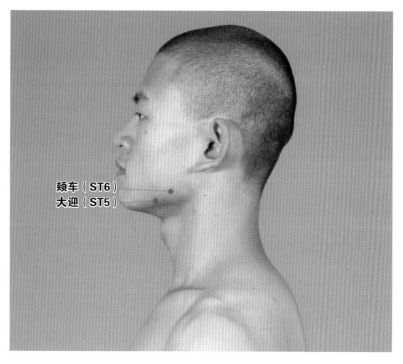

图 5-3

大迎取穴要点：关键在于咬肌、面动脉搏动标志的确定。用力咬牙时，在面颊两侧下颌角上方摸到的比较硬的肌肉就是咬肌。咬肌前缘与下颌骨下缘交界处可摸到一沟形的凹陷，即是大迎穴，轻压穴位可感到动脉的搏动，此动脉即是面动脉。一般穴名中含有"冲""迎"等字的穴位，其位置多在人体动脉搏动处。

6. 颊车 Jiáchē (ST6)

【位置】在面部，下颌角前上方一横指（中指），当咀嚼时咬肌隆起，按之凹陷处（图5-4）。

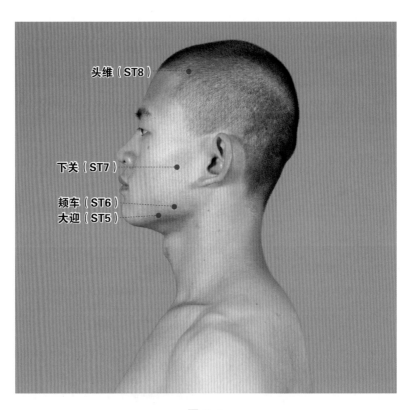

图 5-4

颊车取穴要点：主要在于确定下颌角及咬肌高点标志。顺着耳垂下的骨头上下滑动可触及一拐角，该角即是下颌角。在下颌角水平前上方约一横指（中指）处，用力咬牙时可见肌肉隆起，隆起的最高点即是颊车穴。放松时，按压该处恰为一明显凹陷。

7. 下关 Xiàguān (ST7)

【位置】在面部，当颧弓下缘中央与下颌切迹之间凹陷中（图5-4）。

下关的取穴要点：

①颧弓、下颌切迹标志：耳屏前方一连接颧骨的横形骨即是颧弓；下颌骨即下巴骨，其两侧上方各有两个骨性突起，在后方者称为髁状突，在前方者称为喙突（肌突），两者之间的凹窝即为下颌切迹。颧弓与下颌切迹所形成的凹陷即是下关穴所在位置。闭口时下关穴处为明显的凹陷，张口时下颌骨髁状突滑入下颌切迹，故在下关穴处可摸到骨头顶手的感觉，即"下关张口骨支起"。

②杨甲三取穴经验：颊车直上，颧弓下缘取穴。

③下关与足少阳胆经上关穴（GB3）上下对应，以颧弓相隔。关者，下颌关节也，二穴均位于下颌关节处，故名。

8. 头维　Tóuwéi (ST8)

【位置】在头部，额角发际直上0.5寸，头正中线旁开4.5寸（图5-4）。

 头维取穴要点：

①两额角之间的骨度分寸为9寸，头维恰在额角处，入前发际0.5寸。

②前发际中点、鬓发前缘标志：两眉头之间即印堂穴，印堂直上与前发际的交点即是前发际中点。前发际不明显时，取印堂直上3寸的位置，该交点直上0.5寸即是神庭穴。耳前方发际前缘即是鬓发前缘，经鬓发前缘沿鬓角发际作一延长线，与神庭穴（GV24）的水平横线交点处即是头维。

③杨甲三取穴经验：鬓发前缘直上与神庭穴横开水平线的交点即是本穴。

9. 人迎　Rényíng (ST9)

【位置】在颈部，横平喉结，胸锁乳突肌前缘，颈总动脉搏动处（图5-5）。

 人迎取穴要点：

①胸锁乳突肌、喉结标志的确定见大肠经扶突穴（LI18）。

②人迎、扶突、天窗三穴的位置关系：三穴均以喉结、胸锁乳突肌为标志取穴。三者均横平喉结，胸锁乳突肌前缘处为人迎（ST9），后缘为天窗（SI16），前后缘中间为扶突（LI18）。

③人迎穴处可摸到明显的动脉搏动，即为颈总动脉。一般穴名中含有"冲""迎"等字样的穴位，其位置多在人体动脉搏动处。

10. 水突　Shuǐtū (ST10)

【位置】在颈部，横平环状软骨，胸锁乳突肌前缘（图5-5）。

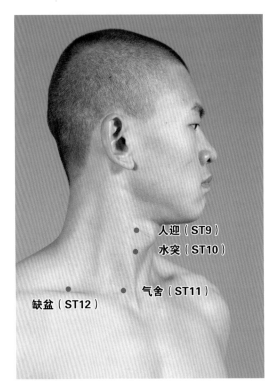

人迎（ST9）
水突（ST10）
气舍（ST11）
缺盆（ST12）

图 5-5

人迎、水突穴的取穴要点：

①二穴均在胸锁乳突肌的前缘，人迎（ST9）横平甲状软骨（即喉结），水突横平环状软骨。

②胸锁乳突肌、喉结标志的确定见扶突穴（LI18）。

③杨甲三取穴经验：水突在人迎直下约1寸，胸锁乳突肌的前缘。

11. 气舍　Qìshě (ST11)

【位置】在胸锁乳突肌区，锁骨上小窝，锁骨胸骨端上缘，胸锁乳突肌胸骨头与锁骨头中间的凹陷中（图 5-5）。

气舍取穴要点：主要在于确定胸锁乳突肌的胸骨头与锁骨头的标志。胸锁乳突肌有两个头，一个头起自胸骨柄前面（胸骨头），另一个起自锁骨的胸骨端（锁骨头）。当人转头至生理弧度的极限时，在其对侧锁骨内侧端上方可见两条明显的肌肉，其前面为胸锁乳突肌的胸骨头，后面为锁骨头，两者与锁骨上缘构成一明显的三角形小窝，气舍穴即在其中。

12. **缺盆** Quēpén (ST12)

【位置】在颈外侧区，锁骨上大窝，锁骨上缘凹陷中，前正中线旁开4寸（图5-5）。

缺盆取穴要点：

①锁骨上窝、乳中线的标志：在锁骨上方可见一明显的凹陷即是锁骨上窝；经乳头所作的一条沿胸廓的弧线，上端与锁骨上窝的交点即是缺盆。女性乳头偏外时，可直接在锁骨中点上缘的凹陷中定穴。

②杨甲三取穴经验：在锁骨上窝与乳中线相交处。

13. **气户** Qìhù (ST13)

【位置】在胸部，锁骨下缘，前正中线旁开4寸（图5-6）。

14. **库房** Kùfáng (ST14)

【位置】在胸部，第1肋间隙，前正中线旁开4寸（图5-6）。

15. **屋翳** Wūyì (ST15)

【位置】在胸部，第2肋间隙，前正中线旁开4寸（图5-6）。

16. **膺窗** Yīngchuāng (ST16)

【位置】在胸部，第3肋间隙，前正中线旁开4寸（图5-6）。

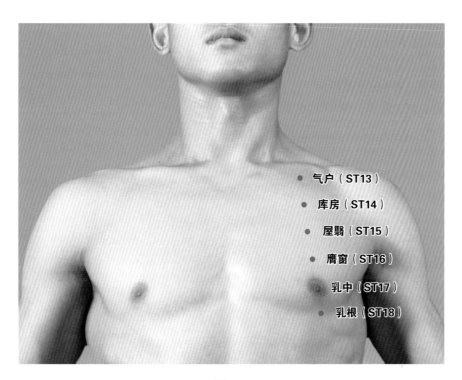

气户（ST13）
库房（ST14）
屋翳（ST15）
膺窗（ST16）
乳中（ST17）
乳根（ST18）

图 5-6

17. **乳中** Rǔzhōng (ST17)

【位置】在胸部，乳头中央（图5-6）。

18. **乳根** Rǔgēn (ST18)

【位置】在胸部，第5肋间隙，前正中线旁开4寸（图5-6）。

胃经胸部穴的取穴要点：

①胃经在胸部有气户、库房、屋翳、膺窗、乳中、乳根六穴，它们均距前正中线4寸，位于肋间隙中，上下隔一肋。其中气户位于第1肋上锁骨下的间隙中，库房、屋翳、膺窗分别位于第1、2、3肋间隙中；乳中即乳头中央，在第4肋间隙；乳根在第5肋间隙，男性在乳头下1肋，即乳中线与第5肋间隙的相交处，女性在乳房根部弧线中点处。

②距前正中线4寸的确定：两乳之间8寸，一侧乳头到前正中线是4寸，故在男性或女性乳头比较标准的情况下，乳中线即是4寸的线。有些女性乳房下垂，尤其在卧位时乳中线即偏外，应以锁骨中线到前正中线作为4寸来定穴。锁骨中线即以锁骨中点引的垂直线。

③胸骨角标志及肋间隙确定：胸骨角是胸骨柄与胸骨体的结合部，在体表微向前凸起。胸骨角连第二肋，是计数肋骨的体表标志。取穴时可从胸骨上窝沿胸骨正中往下摸，摸到的一个骨性突起即是胸骨角，以胸骨角水平确定第2肋，其下为第2肋间隙，其余肋间隙可按此上下确定。男性可以乳头定第4肋间隙，再以此确定其余肋间隙。

---

19. **不容** Bùróng (ST19)

【位置】在上腹部，脐中上6寸，前正中线旁开2寸（图5-7）。

不容取穴要点：

①巨阙（CV14）旁开2寸。

②对于某些肋弓角较狭小的人，此穴下可能正当肋骨，可采用斜刺的方法。

---

20. **承满** Chéngmǎn (ST20)

【位置】在上腹部，脐中上5寸，前正中线旁开2寸（图5-7）。

承满取穴要点：天枢（ST25）上5寸，不容（ST19）下1寸，上脘（CV13）旁开2寸。

---

21. **梁门** Liángmén (ST21)

【位置】在上腹部，脐中上4寸，前正中线旁开2寸（图5-7）。

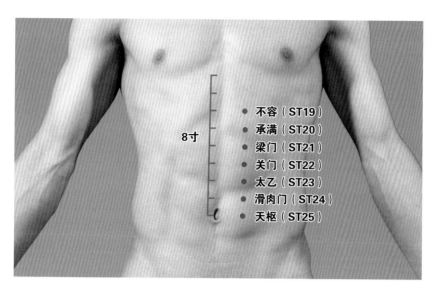

不容（ST19）
承满（ST20）
梁门（ST21）
关门（ST22）
太乙（ST23）
滑肉门（ST24）
天枢（ST25）

8寸

图 5-7

梁门取穴要点：天枢（ST25）上 4 寸，承满（ST20）下 1 寸，中脘（CV12）旁开 2 寸。

22. 关门　Guānmén (ST22)
【位置】在上腹部，脐中上 3 寸，前正中线旁开 2 寸（图 5-7）。

关门取穴要点：横平内侧的石关（KI18）、建里（CV11）。

23. 太乙　Tàiyǐ (ST23)
【位置】在上腹部，脐中上 2 寸，前正中线旁开 2 寸（图 5-7）。

太乙取穴要点：横平内侧的商曲（KI17）、下脘（CV10）。

24. 滑肉门　Huáròumén (ST24)
【位置】在上腹部，脐中上 2 寸，前正中线旁开 2 寸（图 5-7）。

滑肉门取穴要点：横平内侧的水分（CV9）。

25. 天枢　Tiānshū (ST25)
【位置】在腹部，横平脐中，前正中线旁开 2 寸（图 5-7）。

天枢取穴要点：横平神阙（CV8）、肓门（BL51）、大横（SP15）。

26. 外陵　Wàilíng (ST26)
【位置】在下腹部，脐中下1寸，前正中线旁开2寸（图5-8）。

外陵取穴要点：横平内侧的中注（KI15）、阴交（CV7）。

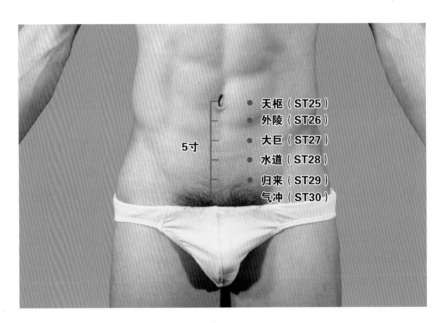

天枢（ST25）
外陵（ST26）
大巨（ST27）
水道（ST28）
归来（ST29）
气冲（ST30）

5寸

图5-8

27. 大巨　Dàjù (ST27)
【位置】在下腹部，脐中下2寸，前正中线旁开2寸（图5-8）。

大巨取穴要点：横平内侧的四满（KI14）、石门（CV5）。

28. 水道　ShuǐDào (ST28)
【位置】在下腹部，脐中下3寸，前正中线旁开2寸（图5-8）。

水道取穴要点：天枢（ST25）下3寸，大巨（ST27）下1寸，关元（CV4）旁开2寸。

29. 归来　Guīlái (ST29)
【位置】在下腹部，脐中下4寸，前正中线旁开2寸（图5-8）。

归来取穴要点：天枢（ST25）下 4 寸，水道（ST28）下 1 寸，中极（CV3）旁开 2 寸。

30. 气冲　Qìchōng (ST30)

【位置】在腹股沟区，耻骨联合上缘，前正中线旁开 2 寸，动脉搏动处（图 5-8）。

气冲取穴要点：天枢（ST25）下 5 寸，曲骨（CV2）旁开 2 寸。

胃经腹部穴取穴要点：

①前正中线、胸剑联合、耻骨联合标志：经肚脐中点作一垂线，即是前正中线。胸剑联合是胸骨体与剑突的结合部，在胸骨体的下端，肋弓角顶点的位置，取穴时可沿腹正中往上推，摸到一挡手的骨缘即是胸剑联合处，吸气时可见一明显凹陷。沿下腹部中线往下推，摸到挡手的骨突即是耻骨联合，耻骨联合中点可触及一凹陷，曲骨穴（CV2）当此处。

②胃经腹部有 12 穴，均距腹中线 2 寸，上下相距 1 寸。其中上腹部有不容、承满、梁门、关门、太乙、滑肉门 6 穴，下腹部有外陵、大巨、水道、归来、气冲 5 穴，平脐有天枢穴。各穴可用胸剑联合到脐中 8 寸、脐中到耻骨联合上缘 5 寸来等分折量取穴。距腹中线 2 寸可用两乳之间 8 寸等分折量，女性乳头偏外时以两锁骨中线之间 8 寸来等分折量。

③胃经腹部穴的等分折量方法：脐中上 6 寸是巨阙穴（CV14），经巨阙穴水平横开 2 寸即是不容穴，肚脐中点水平横开 2 寸即是天枢穴；不容与天枢作一连线均匀分成 6 段，每段即是 1 寸，不容与天枢之间从上到下的穴位依次是承满、梁门、关门、太乙、滑肉门；曲骨穴水平横开 2 寸（当腹股沟动脉搏动处）即是气冲穴；天枢与气冲作一连线均匀分成 5 段，每段即是 1 寸，从天枢到气冲之间从上到下的穴位依次是外陵、大巨、水道、归来。

31. 髀关　Bìguān (ST31)

【位置】在股前区，股直肌近端、缝匠肌与阔筋膜张肌 3 条肌肉之间凹陷中（图 5-9）。

杨甲三取穴经验：髂前上棘直下与耻骨下缘平齐的交点处。

32. 伏兔　Fútù (ST32)

【位置】在股前区，髌底上 6 寸，髂前上棘与髌底外侧端的连线上（图 5-9）。

33. 阴市　Yīnshì (ST33)

【位置】在股前区，髌底上 3 寸，股直肌肌腱外侧缘（图 5-9）。

34. 梁丘　Liángqiū (ST34)

【位置】在股前区，髌底上 2 寸，股外侧肌与股直肌肌腱之间（图 5-9）。

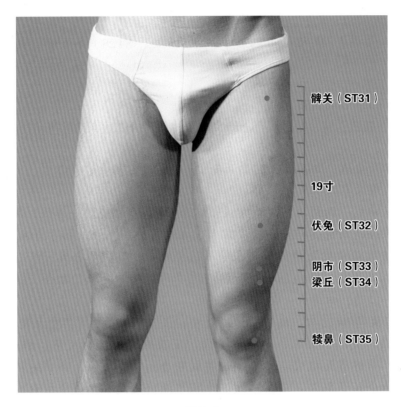

髀关（ST31）

19寸

伏兔（ST32）

阴市（ST33）
梁丘（ST34）

犊鼻（ST35）

图 5-9

胃经大腿部诸穴取穴要点：

①胃经大腿部有髀关、伏兔、阴市、梁丘4穴，均位于髂前上棘与髌底外侧端的连线上。其中与耻骨联合下缘水平线的交点处即是髀关穴，髌底上6寸是伏兔穴，上3寸是阴市穴，上2寸是梁丘。各穴以股骨大转子到腘横纹（髌尖水平）19寸等分折量定取。

②因胃经大腿部穴位的骨度分寸是从髌底为起点定取，而大腿部骨度分寸的19寸是以髌尖为起点，即二者的起点不同，给实际定位时的折量带来了困难。为了定位方便，可参考髌底到髌尖是2寸，梁丘、阴市、伏兔可分别定在髌尖水平上4寸、5寸、8寸来折量定取。

③梁丘穴的解剖标志定位：令大腿肌肉绷紧，显现股直肌肌腱与股外侧肌，于两肌之间，阴市（ST33）直下1寸处取穴。

④髂前上棘、髌底外侧端、耻骨联合下缘的标志：位于腹股沟顶端外上方的一隆起高骨即是髂前上棘；髌骨上缘的外侧端即是髌底外侧端；下腹部底端正中硬骨即为耻骨联合，其下缘即是耻骨联合下缘。

35. 犊鼻 Dúbí (ST35)

【位置】在膝前区，髌韧带外侧凹陷中（图 5-10）。

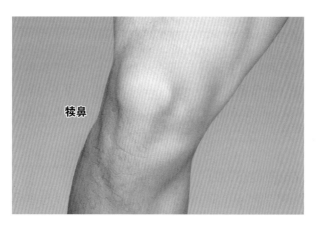

图 5-10

犊鼻穴的取穴要点：屈膝，髌骨外下方的凹陷中。犊鼻与经外奇穴的外膝眼异名同穴。

36. 足三里　Zúsānlǐ (ST36)

【位置】在小腿外侧,犊鼻（ST35）下 3 寸,犊鼻（ST35）与解溪（ST41）连线上（图 5-11，图 5-12）。

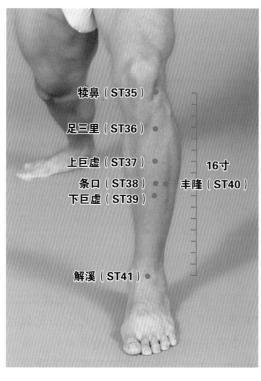

图 5-11

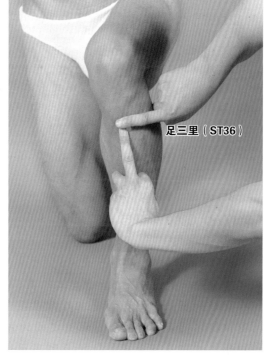

图 5-12

> 足三里取穴要点：
> ①杨甲三取穴经验：正坐屈膝，用手从膝盖正中往下摸取胫骨粗隆，在胫骨粗隆下缘下1食指，旁开胫骨前嵴1中指的交点处（图5-12）。
> ②简便取穴方法：正坐屈膝，以本人之手按在同侧膝盖上，食指压于膝下胫骨，当中指尖处是穴。

37. 上巨虚　Shàngjùxū (ST37)

【位置】在小腿外侧，当犊鼻（ST35）下6寸，犊鼻（ST35）与解溪（ST41）连线上（图5-11）。

38. 条口　Tiáokǒu (ST38)

【位置】在小腿外侧，当犊鼻（ST35）下8寸，犊鼻（ST35）与解溪（ST41）连线上（图5-11）。

> 条口、丰隆、承山三穴的位置关系：三穴均在外踝上8寸水平，即外踝尖与腘横纹（髌尖水平）之间16寸的中点处，其中条口在犊鼻（ST35）与解溪（ST41）连线上，条口外1寸胫骨前肌的外缘是丰隆穴，而承山（BL57）是膀胱经穴，在腓肠肌两肌腹与肌腱交角处。

39. 下巨虚　Xiàjùxū (ST39)

【位置】在小腿外侧，当犊鼻（ST35）下9寸，犊鼻（ST35）与解溪（ST41）连线上（图5-11）。

> 下巨虚、外丘、阳交的位置关系：三穴均在外踝上7寸水平，即外踝尖与腘横纹（髌尖水平）之间16寸的中点下1寸处。其中下巨虚在犊鼻（ST35）与解溪（ST41）连线上，外丘（GB36）、阳交（GB35）是胆经穴位，分别在腓骨的前缘与后缘定取。

40. 丰隆　Fēnglóng (ST40)

【位置】在小腿外侧，外踝尖上8寸，胫骨前肌的外缘（图5-11）。

> 胃经小腿部穴的取穴要点：
> ①胃经小腿部的足三里、上巨虚、条口、下巨虚4穴均在犊鼻与解溪连线上，此连线一般位于胫骨前嵴向外旁开1中指宽度的线上，故取穴时以此方法定取更快捷方便。腘横纹与外踝尖之间的骨度分寸为16寸，其中点即是条口穴，条口下1寸即是下巨虚，从犊鼻到下巨虚3等分，上等分点处是足三里，下等分点处是上巨虚，条口外旁开1中指处即是丰隆。

②杨甲三取穴经验：绷腿时胫骨前肌隆起，在胫骨前肌的头部高点取足三里穴，在胫骨前肌尾端凹陷中取下巨虚穴，下巨虚与足三里之间取上巨虚穴，恰在胫骨前肌的肌腹上，下巨虚上1寸是条口穴，条口穴外侧、胫骨前肌的边缘取丰隆穴。所以说足三里、上巨虚、下巨虚及丰隆穴分别位于胫骨前肌的头、腹、尾、边。

③胫骨前嵴、胫骨前肌的标志：胫骨呈三棱形，胫骨前嵴即胫骨前面的棱，在小腿前面可摸到棱形的骨突即是；胫骨前肌是位于胫骨前嵴外侧的条形肌肉，起自胫骨外侧面，肌腱向下经伸肌上、下支持带的深面，止于内侧楔骨内侧面和第1跖骨底，足背屈时该肌可明显显现。

41. 解溪　Jiěxī (ST41)

【位置】在踝区，踝关节前面中央凹陷中，姆长伸肌腱与趾长伸肌腱之间（图5-13）。

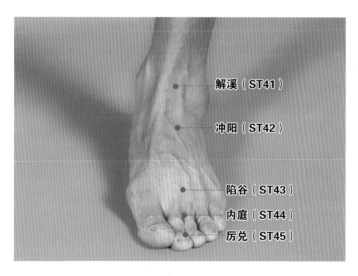

图 5-13

解溪穴取穴要点：

①姆长伸肌腱、趾长伸肌腱、胫骨前肌肌腱的鉴别：令足趾上跷，足背部显现两肌腱，动大姆趾时可见姆长伸肌腱的活动。注意此肌腱与胫骨前肌肌腱的鉴别，胫骨前肌肌腱在姆长伸肌腱的内侧，止于第1跖骨底和内侧楔骨内侧面。姆长伸肌腱外侧的肌腱即趾长伸肌腱，是由第2、3、4趾伸肌肌腱包在一个腱鞘中形成，解溪穴当在姆长伸肌腱与趾长伸肌腱之间，相当于内、外踝尖连线的中点。

②杨甲三取穴经验：与外踝尖平齐，足背两筋间（即趾长伸肌腱与姆长伸肌腱之间）。

42. 冲阳　Chōngyáng (ST42)

【位置】在足背，第2跖骨基底部与中间楔状骨关节处，可触及足背动脉（图5-13）。

冲阳取穴要点：主要是确定足背动脉搏动的标志。踝关节前横纹中点的前方，第二趾的正后方的足背高点处可触及一动脉搏动点。第2跖骨基底部与中间楔状骨关节处在体表不易确定，可在足背高点与足背动脉的交点定取冲阳穴。

43. 陷谷　Xiàngǔ (ST43)

【位置】在足背，第2、3跖骨间，第2跖趾关节近端凹陷中（图5-13）。

44. 内庭　Nèitíng (ST44)

【位置】在足背，第2、3趾间，趾蹼缘后方赤白肉际处（图5-13）。

陷谷、内庭取穴要点：主要是确定跖趾关节的标志。足趾跖屈时，跖趾关节明显隆起，在第2、3趾骨之间，跖趾关节隆起后缘凹陷中即是陷谷穴，第2、3趾缝处的赤白肉际就是内庭穴。

45. 厉兑　Lìduì (ST45)

【位置】在足趾，第2趾末节外侧，趾甲角侧后方0.1寸（指寸）（图5-13）。

厉兑取穴要点：
①趾甲角、趾甲根、趾甲根角的概念与位置：见隐白穴（SP1）。
②足第2趾外侧趾甲角侧后方（即沿角平分线方向）0.1寸。相当于沿爪甲外侧画一直线与爪甲基底缘水平线交点处取穴。

二、杨甲三教授取穴经验

取面部穴位时，瞳孔是标志。如承泣、四白、巨髎、地仓均直瞳孔。

颈部取穴的标志是一结、一骨、一肌，一结指喉结，一骨指环状软骨，一肌指胸锁乳突肌。如人迎在平喉结、胸锁乳突肌前缘取；水突在平环状软骨、胸锁乳突肌前缘取；气舍在锁骨内侧端上缘、胸锁乳突肌胸骨头与锁骨头之间取。

胃经胸部穴均位于肋间隙，旁开前正中线4寸。

胃经腹部穴均上下相距1寸，旁开前正中线2寸。

胃经大腿部髀关、伏兔、阴市、梁丘穴均在髂前上棘与髌底外侧端的连线上。

小腿部穴位在胫骨前肌的头、腹、尾、边取，"头"指在胫骨前肌的头部高点处取足三里；"腹"指在胫骨前肌的腹中取上巨虚；"尾"指在胫骨前肌的尾部取下巨虚；"边"指在胫骨前肌的边缘取丰隆。

踝部穴位在外踝前方取。如解溪在平外踝尖，伸跗趾肌腱的外侧凹陷中取。

跖趾关节部穴位在跖趾关节前后取。如内庭、陷谷在第二、三跖趾关节前、后取。

趾尖部穴位在爪甲根角取。如厉兑在足次趾爪甲角外侧的根部取。

三、足阳明胃经腧穴定位歌诀

ST 四五是胃经，起于承泣厉兑停，

胃肠血病与神志，头面热病五官病，

承泣下眶边缘上，四白穴在眶下孔，

巨髎鼻旁直瞳子，地仓吻旁四分灵，

大迎肌前动脉处，颊车咬肌高处迎，

下关张口骨支起，头维四五旁神庭，

人迎结喉旁动脉，水突环骨肌前行，

肌间气舍锁骨上，缺盆锁骨上窝中，

气户锁下一肋上，相去中线四寸平，

库房屋翳膺窗接，都隔一肋乳中停，

乳根乳下一肋处，胸部诸穴要记清，

不容巨阙旁二寸，其下承满与梁门，

关门太乙滑肉门，天枢脐旁二寸平，

外陵大巨水道穴，归来气冲曲骨邻，

髀关髂髌耻骨下，伏兔髌上六寸中，

阴市髌上方三寸，梁丘髌上二寸呈，

膝外下陷是犊鼻，膝下三寸三里迎，

膝下六寸上巨虚，膝下八寸条口行，

再下一寸下巨虚，条外一指是丰隆，

解溪跗上系鞋处，冲阳跗上动脉凭，

陷谷跖趾关节后，次中指缝寻内庭，

厉兑次趾外甲角，四十五穴要记清。

四、足阳明胃经腧穴总表

表 5-1　足阳明胃经腧穴总表

分部	代码	穴名	位置
头面部	ST1	承泣	在面部,瞳孔直下,当眼球与眶下缘之间
	ST2	四白	在面部,眶下孔处
	ST3	巨髎	在面部,瞳孔直下,横平鼻翼下缘
	ST4	地仓	在面部,口角旁开 0.4 寸

分部	代码	穴名	位置
头面部	ST5	大迎	在面部,下颌角前方,咬肌附着部的前缘凹陷中,面动脉搏动处
	ST6	颊车	在面部,下颌角前上方约一横指(中指),当咀嚼时咬肌隆起,按之凹陷处
	ST7	下关	在面部,当颧弓与下颌切迹所形成的凹陷中
	ST8	头维	在头部,当额角发际上0.5寸,头正中线旁开4.5寸
颈部	ST9	人迎	在颈部,横平喉结,胸锁乳突肌前缘,颈总动脉搏动处
	ST10	水突	在颈部,横平环状软骨,胸锁乳突肌前缘
	ST11	气舍	在胸锁乳突肌区,锁骨上小窝,锁骨胸骨端上缘,胸锁乳突肌胸骨头与锁骨头中间的凹陷中
	ST12	缺盆	在颈外侧区,锁骨上大窝,锁骨上缘凹陷中,前正中线旁开4寸
胸部	ST13	气户	在胸部,锁骨下缘,前正中线旁开4寸
	ST14	库房	在胸部,第1肋间隙,前正中线旁开4寸
	ST15	屋翳	在胸部,第2肋间隙,前正中线旁开4寸
	ST16	膺窗	在胸部,第3肋间隙,前正中线旁开4寸
	ST17	乳中	在胸部,乳头中央
	ST18	乳根	在胸部,第5肋间隙,前正中线旁开4寸 女性在乳房根部弧线中点处
上腹部	ST19	不容	在上腹部,脐中上6寸,前正中线旁开2寸
	ST20	承满	在上腹部,脐中上5寸,前正中线旁开2寸
	ST21	梁门	在上腹部,脐中上4寸,前正中线旁开2寸
	ST22	关门	在上腹部,脐中上3寸,前正中线旁开2寸
	ST23	太乙	在上腹部,脐中上2寸,前正中线旁开2寸
	ST24	滑肉门	在上腹部,脐中上1寸,前正中线旁开2寸
脐部	ST25	天枢	在腹部,横平脐中,前正中线旁开2寸
下腹部	ST26	外陵	在下腹部,脐中下1寸,前正中线旁开2寸
	ST27	大巨	在下腹部,脐中下2寸,前正中线旁开2寸
	ST28	水道	在下腹部,脐中下3寸,前正中线旁开2寸
	ST29	归来	在下腹部,脐中下4寸,前正中线旁开2寸
	ST30	气冲	在腹股沟区,脐中下5寸,前正中线旁开2寸

续表

分部	代码	穴名	位置
大腿部	ST31	髀关	在股前区,股直肌近端、缝匠肌与阔筋膜张肌3条肌肉之间凹陷中
	ST32	伏兔	在股前区,髌底上6寸,髂前上棘与髌底外侧端的连线上
	ST33	阴市	在股前区,髌底上3寸,股直肌肌腱外侧缘
	ST34	梁丘	在股前区,髌底上2寸,股外侧肌与股直肌肌腱之间
膝部	ST35	犊鼻	在膝前区,髌韧带外侧凹陷中
小腿部	ST36	足三里	在小腿外侧,犊鼻下3寸,犊鼻与解溪连线上
	ST37	上巨虚	在小腿外侧,犊鼻下6寸,犊鼻与解溪连线上
	ST38	条口	在小腿外侧,犊鼻下8寸,犊鼻与解溪连线上
	ST39	下巨虚	在小腿外侧,犊鼻下9寸,犊鼻与解溪连线上
	ST40	丰隆	在小腿外侧,外踝尖上8寸,胫骨前肌的外缘
踝部	ST41	解溪	在踝区,踝关节前面中央凹陷中,姆长伸肌腱与趾长伸肌腱之间
足部	ST42	冲阳	在足背,第2跖骨基底部与中间楔状骨关节处,可触及足背动脉
	ST43	陷谷	在足背,第2、3跖骨间,第2跖趾关节近端凹陷中
	ST44	内庭	在足背,第2、3趾间,趾蹼缘后方赤白肉际处
	ST45	厉兑	在足趾,第2趾末节外侧,趾甲角侧后方0.1寸(指寸)

第二节　足太阳膀胱经腧穴定位

（Points of Bladder Meridian of Foot-Taiyang，BL）

一、足太阳膀胱经腧穴定位详解

本经腧穴主要分布在头面部,腰背第一、二侧线,下肢后面,足部及足小趾外侧。起于睛明,止于至阴,左右各67个穴位（图5-14）。

1. **睛明**　Jīngmíng (BL1)

【位置】在面部,目内眦内上方眶内侧壁凹陷中（图5-15）。

> 睛明取穴要点:闭目,内眼角内上方可见一比小米粒略大的凹陷,是处即睛明穴。

2. **攒竹**　Cuánzhú (BL2)

【位置】在面部,眉头凹陷中,额切迹处（图5-15）。

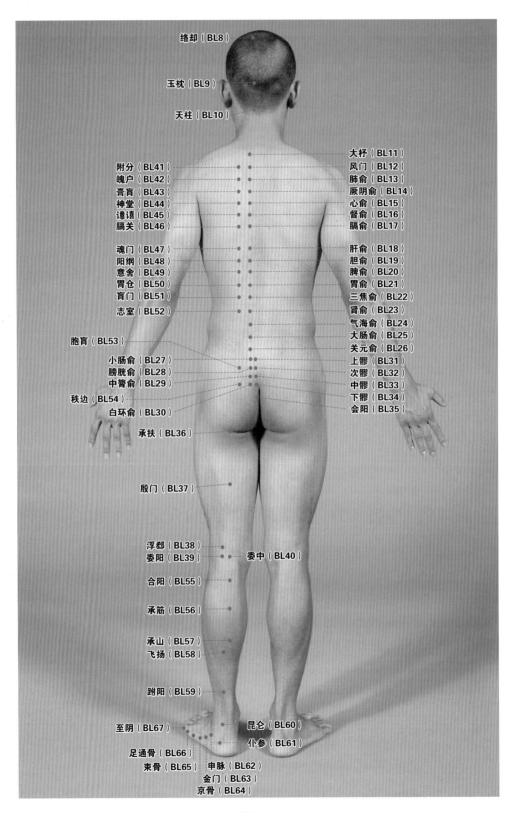

图 5-14

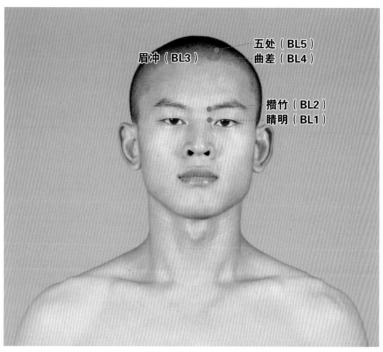

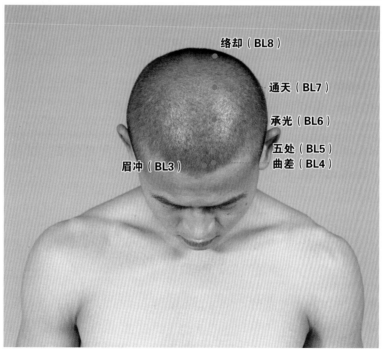

图 5-14（续）

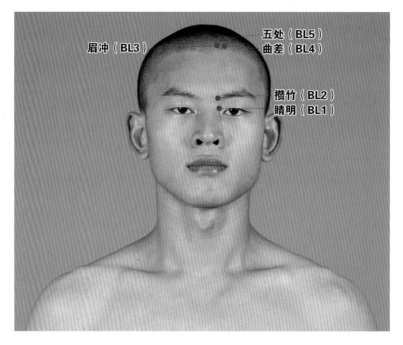

图 5-15

 攒竹取穴要点：确定额切迹标志。沿睛明（BL1）直上至眉头边缘可触及一凹陷，即额切迹处，攒竹穴（BL2）在额切迹凹陷中。

3. 眉冲　Méichōng (BL3)

【位置】在头部，额切迹直上入发际 0.5 寸（图 5-16）。

眉冲取穴要点：在眉头内侧边缘可触及一凹陷，即额切迹，攒竹穴在额切迹处凹陷中。沿攒竹穴直上入前发际 0.5 寸处是眉冲穴。

4. 曲差　Qūchā (BL4)

【位置】在头部，前发际正中直上 0.5 寸，旁开 1.5 寸（图 5-16）。

曲差取穴要点：

①即神庭（GV24）与头维（ST8）连线的内 1/3 与外 2/3 交点上。

②入前发际 0.5 寸的穴位：入前发际 0.5 寸的穴位有神庭（GV24）、眉冲（BL3）、曲差（BL4）、头临泣（GB15）、本神（GB13）、头维（ST8）六穴，神庭在头正中线上，曲差旁开神庭 1.5 寸，头临泣旁开神庭 2.25 寸，本神旁开神庭 3 寸，头维在额角，旁开神庭 4.5 寸。

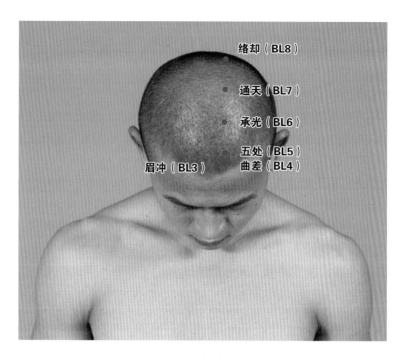

图 5-16

5. 五处 Wǔchù (BL5)

【位置】在头部，前发际正中直上 1 寸，旁开 1.5 寸（图 5-16）。

> 五处取穴要点：
> ①五处与曲差的位置关系：五处在曲差（BL4）直上 0.5 寸处，横平上星（GV23）。
> ②入前发际 1 寸的穴位有：督脉的上星（GV23）、膀胱经的五处（BL5）、经外奇穴当阳（EX-HN2）。

6. 承光 Chéngguāng (BL6)

【位置】在头部，前发际正中直上 2.5 寸，旁开 1.5 寸（图 5-16）。

> 承光和正营的位置关系：二穴均入前发际 2.5 寸，正营（GB17）是胆经穴，旁开头正中线 2.25 寸，承光（BL6）旁开头正中线 1.5 寸。

7. 通天 Tōngtiān (BL7)

【位置】在头部，前发际正中直上 4 寸，旁开 1.5 寸（图 5-16）。

> 通天和承灵穴的位置关系：二穴均入前发际 4 寸，通天（BL7）旁开头前正中线 1.5 寸，承灵（GB18）旁开头前正中线 2.25 寸。

8. 络却 Luòquè (BL8)

【位置】在头部，前发际正中直上 5.5 寸，旁开 1.5 寸（图 5–16）。

 膀胱经头部穴取穴要点：

①膀胱经头部曲差（BL4）、五处（BL5）、承光（BL6）、通天（BL7）、络却（BL8）5 穴均旁开头正中线 1.5 寸，即神庭（GV24）与头维（ST8）连线的内 1/3 与外 2/3 的交点向后引的线上。

②取穴方法：耳屏前方发际前缘即是鬓发前缘，经此作一垂线，再经神庭作一与前发际平行的横线，两线交点即是头维穴（ST8）；前发际正中上 0.5 寸是神庭穴（GV24）。神庭与头维连线的内 1/3 与外 2/3 的交点是曲差穴。曲差穴上 0.5 寸是五处穴，即五处入前发际 1 寸；前后发际之间的骨度分寸是 12 寸，百会穴（GV20）在入前发际 5 寸处，百会后 0.5 寸，再旁开头正中线 1.5 寸是络却穴，五处和络却之间是 4.5 寸，将其 3 等分，前等分点是承光（BL6），后等分点是通天（BL7）。直接定取通天穴时可先定百会穴，从百会再往前 1 寸，旁开督脉 1.5 寸处即是通天穴。

③络却（BL8）以百会（GV20）后 0.5 寸、旁开头正中线 1.5 寸定取；通天以百会（GV20）前 1 寸、旁开头正中线 1.5 寸定取。

9. 玉枕 Yùzhěn (BL9)

【位置】在头部，横平枕外隆凸上缘，后发际正中旁开 1.3 寸（图 5–17）。

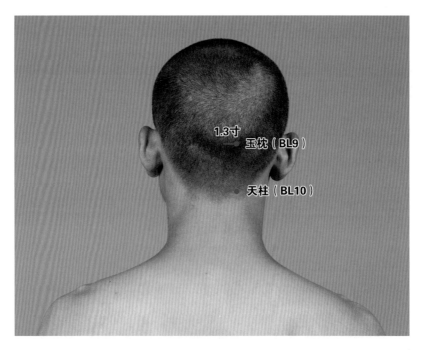

图 5–17

玉枕取穴要点：

①枕外隆凸标志：后头部正中有一骨性隆起，此为枕外隆凸。在平枕外隆凸上缘，距后正中线旁开 1.3 寸凹陷处，即斜方肌外侧缘直上与枕外隆凸上缘水平线的交点，是玉枕穴。

②脑户、玉枕、脑空的位置关系：三穴均与枕外隆凸上缘相水平，其中脑户（GV17）位于枕外隆凸上缘的中点；玉枕（BL9）横平脑户穴，在枕外隆凸的边缘凹陷中；脑空（GB19）在风池（GB20）直上，横平脑户穴。

10. 天柱 Tiānzhù (BL10)

【位置】在颈后区，横平第 2 颈椎棘突上际，斜方肌外缘凹陷中（图 5-17）。

天柱取穴要点：确定斜方肌的标志。斜方肌起于枕外隆凸、上项线、颈韧带、第 7 颈椎至第 12 胸椎的棘突，止于锁骨外侧 1/3 及肩峰突和肩胛冈，在颈后正中两侧摸到的两条明显的肌肉即是斜方肌。天柱穴横平哑门穴（GV15），在斜方肌外缘凹陷中。哑门穴在颅底正中往下摸到的第 1 个骨突（第 2 颈椎棘突）的上缘。

11. 大杼 Dàzhù (BL11)

【位置】在脊柱区，第 1 胸椎棘突下，后正中线旁开 1.5 寸（图 5-18）。

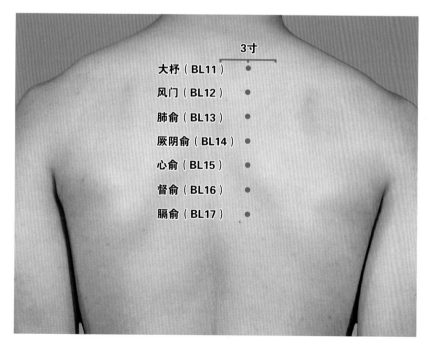

图 5-18

12. 风门　Fēngmén (BL12)

【位置】在脊柱区，第 2 胸椎棘突下，后正中线旁开 1.5 寸（图 5-18）。

13. 肺俞　Fèishū (BL13)

【位置】在脊柱区，第 3 胸椎棘突下，后正中线旁开 1.5 寸（图 5-18）。

14. 厥阴俞　Juéyīnshū (BL14)

【位置】在脊柱区，第 4 胸椎棘突下，后正中线旁开 1.5 寸（图 5-18）。

15. 心俞　Xīnshū (BL15)

【位置】在脊柱区，第 5 胸椎棘突下，后正中线旁开 1.5 寸（图 5-18）。

16. 督俞　Dūshū (BL16)

【位置】在脊柱区，第 6 胸椎棘突下，后正中线旁开 1.5 寸（图 5-18）。

17. 膈俞　Géshū (BL17)

【位置】在脊柱区，第 7 胸椎棘突下，后正中线旁开 1.5 寸（图 5-18）。

18. 肝俞　Gānshū (BL18)

【位置】在脊柱区，第 9 胸椎棘突下，后正中线旁开 1.5 寸（图 5-19）。

19. 胆俞　Dǎnshū (BL19)

【位置】在脊柱区，第 10 胸椎棘突下，后正中线旁开 1.5 寸（图 5-19）。

20. 脾俞　Pǐshū (BL20)

【位置】在脊柱区，第 11 胸椎棘突下，后正中线旁开 1.5 寸（图 5-19）。

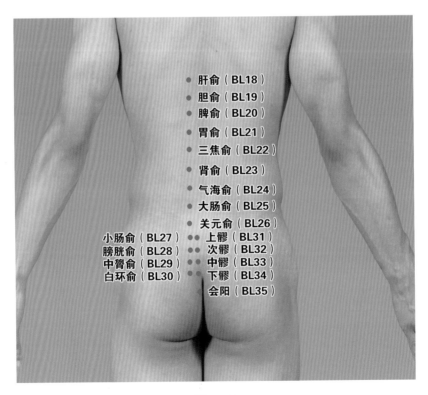

图 5-19

21. 胃俞 Wèishū (BL21)

【位置】在脊柱区，第12胸椎棘突下，后正中线旁开1.5寸（图5-19）。

22. 三焦俞 Sānjiāoshū (BL22)

【位置】在脊柱区，第1腰椎棘突下，后正中线旁开1.5寸（图5-19）。

23. 肾俞 Shènshū (BL23)

【位置】在脊柱区，第2腰椎棘突下，后正中线旁开1.5寸（图5-19）。

24. 气海俞 Qìhǎishū (BL24)

【位置】在脊柱区，第3腰椎棘突下，后正中线旁开1.5寸（图5-19）。

25. 大肠俞 Dàchángshū (BL25)

【位置】在脊柱区，第4腰椎棘突下，后正中线旁开1.5寸（图5-19）。

26. 关元俞 Guānyuánshū (BL26)

【位置】在脊柱区，第5腰椎棘突下，后正中线旁开1.5寸（图5-19）。

 膀胱经背腰部第1侧线上穴位的取穴要点：

①膀胱经背腰部第1侧线上的穴位均旁开背正中线1.5寸。肩胛冈脊柱缘到背正中线是3寸，等分一半的宽度是1.5寸。

②背部棘突计数的几个标志：低头时，在颈项后正中部最突起的骨突为第7颈椎棘突，两肩胛下角连线的水平为第7胸椎棘突，两髂嵴高点连线的中点为第4腰椎棘突。脊椎棘突计数可参考以上标志来确定。

③定位方法：大杼、风门、肺俞、厥阴俞、心俞、督俞、膈俞、肝俞、胆俞、脾俞、胃俞分别横平第1~12（第8胸椎棘突除外）胸椎棘突下；三焦俞、肾俞、气海俞、大肠俞、关元俞分别平第1~5腰椎棘突下，所有穴均旁开后背正中线1.5寸。

27. 小肠俞 Xiǎochángshū (BL27)

【位置】在骶区，横平第1骶后孔，骶正中嵴旁开1.5寸（图5-19）。

28. 膀胱俞 Pángguāngshū (BL28)

【位置】在骶区，横平第2骶后孔，骶正中嵴旁开1.5寸（图5-19）。

29. 中膂俞 Zhōnglǚshū (BL29)

【位置】在骶区，横平第3骶后孔，骶正中嵴旁开1.5寸（图5-19）。

30. 白环俞 Báihuánshū (BL30)

【位置】在骶区，横平第4骶后孔，骶正中嵴旁开1.5寸（图5-19）。

31. 上髎 Shàngliáo (BL31)

【位置】在骶区，正对第1骶后孔中（图5-19）。

32. 次髎 Cìliáo (BL32)

【位置】在骶区，正对第2骶后孔中（图5-19）。

33. 中髎 Zhōngliáo (BL33)

【位置】在骶区，正对第 3 骶后孔中（图 5-19）。

34. 下髎 Xiàliáo (BL34)

【位置】在骶区，正对第 4 骶后孔中（图 5-19）。

> 八髎穴及其相水平穴位的取穴要点：
>
> ①髂后上棘标志：髂嵴是髂骨翼的上缘，其前端的突起称髂前上棘，其后端的突起称髂后上棘。俯卧时，在骶部可见左右两个明显的凹陷，正是髂后上棘处。
>
> ②骶正中嵴标志：骶骨背面粗糙隆凸，正中部为骶正中嵴。
>
> ③上髎、次髎、中髎、下髎四髎穴分别位于第 1~4 骶后孔中，两侧八孔，故称八髎。髎者，孔也。定位时，于第一骶椎棘突下水平、髂后上嵴内侧缘定小肠俞，小肠俞与后正中线之间的凹陷为上髎穴；在骶管裂孔的外上方凹陷中取下髎（骶管裂孔的体表标志，一般在臀纹头端附近有一指甲盖大小的凹陷即是骶管裂孔；或从尾骨端向上推，遇到的第一个凹陷即）。将上髎穴与下髎穴弧形连线并 3 等分，上等分点处的凹陷为次髎，下等分点处的凹陷为中髎。小肠俞、膀胱俞、中膂俞、白环俞分别平上髎、次髎、中髎、下髎四髎穴（即第 1、2、3、4 骶后孔），均距骶正中嵴 1.5 寸。
>
> ④次髎穴在髂后上棘与第 2 骶椎棘突连线的中点凹陷处，即第 2 骶后孔。一般来讲，次髎穴在体表最容易摸到，亦可先定次髎穴，再根据次髎穴的上下摸到的孔隙来定上髎、中髎、下髎穴。

35. 会阳 Huìyáng (BL35)

【位置】在骶区，尾骨端旁开 0.5 寸（图 5-19）。

> 会阳穴取穴要点：脊椎最下端的骨性隆起是尾骨端。取穴时俯卧或跪伏位，在尾骨下端旁开 0.5 寸处的凹陷处是会阳穴。

36. 承扶 Chéngfú (BL36)

【位置】在股后区，臀下横纹的中点（图 5-20）。

37. 殷门 Yīnmén (BL37)

【位置】在股后区，臀下横纹下 6 寸，股二头肌与半腱肌之间（图 5-20）。

> 承扶穴、殷门穴取穴要点：
>
> ①臀下横纹的标志：在大腿后侧，两边臀部下方各有一横沟，即大腿后面与臀大肌的交界处，为臀下横纹。臀下横纹的中点是承扶穴。
>
> ②腘横纹的标志：膝关节后侧，腘窝中的横纹。臀下横纹到腘横纹是 14 寸，故臀下横纹中点与腘横纹中点连线的中点上 1 寸是殷门穴，即承扶穴下 6 寸。

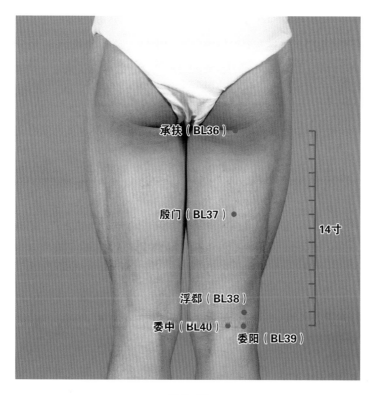

图 5-20

38. 浮郄　Fúxì (BL38)

【位置】在膝后区，腘横纹上 1 寸，股二头肌腱的内侧缘（图 5-20）。

39. 委阳　Wěiyáng (BL39)

【位置】在膝部，腘横纹上，股二头肌腱的内侧缘（图 5-20）。

40. 委中　Wěizhōng (BL40)

【位置】在膝后区，腘横纹中点（图 5-20）。

　　浮郄、委阳、委中的取穴要点：

①股二头肌腱的标志：在腘窝外侧缘可触及一粗大的肌腱，即股二头肌腱。

②半腱肌腱的标志：在腘窝内侧缘可触及两条相邻的肌腱，靠膝内侧者为半腱肌腱，靠膝外侧者为半膜肌腱。

③委中、委阳穴均位于腘横纹上，委中在腘横纹的中点，在股二头肌腱与腘窝内侧的肌腱（半膜肌腱、半腱肌腱）之间取穴；委阳在股二头肌腱内侧缘取穴。

④委阳、浮郄均位于股二头肌腱内侧缘，委阳在腘横纹上，浮郄在委阳穴上 1 寸。

41. 附分　Fùfēn (BL41)

【位置】在脊柱区，第 2 胸椎棘突下，后正中线旁开 3 寸（图 5-21）。

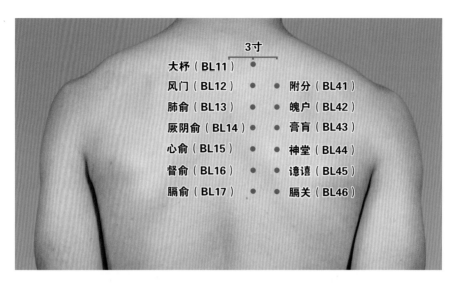

图 5-21

> 附分取穴要点：本穴与内侧的风门（BL12）均位于第 2 胸椎棘突下水平。

42. 魄户　Pòhù (BL42)

【位置】在脊柱区，第 3 胸椎棘突下，后正中线旁开 3 寸（图 5-21）。

> 魄户取穴要点：本穴与内侧的肺俞（BL13）、身柱（GV12）均位于第 3 胸椎棘突下水平。

43. 膏肓　Gāohuāng (BL43)

【位置】在脊柱区，第 4 胸椎棘突下，后正中线旁开 3 寸（图 5-21）。

> 膏肓取穴要点：本穴与内侧的厥阴俞（BL14）均位于第 4 胸椎棘突下水平。

44. 神堂　Shéntáng (BL44)

【位置】在脊柱区，第 5 胸椎棘突下，后正中线旁开 3 寸（图 5-21）。

> 神堂取穴要点：本穴与内侧的心俞（BL15）、神道（GV11）均位于第 5 胸椎棘突下水平。

45. 谚语　Yìxǐ (BL45)

【位置】在脊柱区，第 6 胸椎棘突下，后正中线旁开 3 寸（图 5-21）。

谳谵取穴要点：本穴与内侧的督俞（BL16）、灵台（GV10）均位于第 6 胸椎棘突下水平。

46. 膈关　Géguān (BL46)

【位置】在脊柱区，第 7 胸椎棘突下，后正中线旁开 3 寸（图 5-21）。

膈关取穴要点：本穴与内侧的膈俞（BL17）、至阳（GV9）均位于第 7 胸椎棘突下水平。

47. 魂门　Húnmén (BL47)

【位置】在脊柱区，第 9 胸椎棘突下，后正中线旁开 3 寸（图 5-22）。

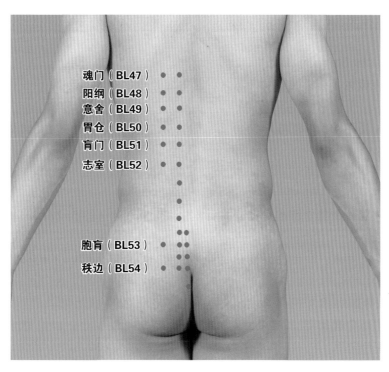

图 5-22

魂门取穴要点：本穴与内侧的肝俞（BL18）、筋缩（GV8）均位于第 9 胸椎棘突下水平。

48. 阳纲　Yánggāng (BL48)

【位置】在脊柱区，第 10 胸椎棘突下，后正中线旁开 3 寸（图 5-22）。

阳纲取穴要点：本穴与内侧的胆俞（BL19）、中枢（GV7）均位于第10胸椎棘突下水平。

49. 意舍　Yìshè (BL49)

【位置】在脊柱区，第11胸椎棘突下，后正中线旁开3寸（图5-22）。

意舍取穴要点：本穴与内侧的脾俞（BL20）、脊中（GV6）均位于第11胸椎棘突下水平。

50. 胃仓　Wèicāng (BL50)

【位置】在脊柱区，第12胸椎棘突下，后正中线旁开3寸（图5-22）。

胃仓取穴要点：本穴与内侧的胃俞（BL21）均位于第12胸椎棘突下水平。

51. 肓门　Huāngmén (BL51)

【位置】在腰区，第1腰椎棘突下，后正中线旁开3寸（图5-22）。

肓门取穴要点：本穴与内侧的三焦俞（BL22）、悬枢（GV5）均位于第1腰椎棘突下水平。

52. 志室　Zhìshǐ (BL52)

【位置】在腰区，第2腰椎棘突下，后正中线旁开3寸（图5-22）。

志室取穴要点：本穴与内侧的肾俞（BL23）、命门（GV4）均位于第2腰椎棘突下水平。

膀胱经背腰部第2侧线上穴位的取穴要点：

①膀胱经背腰部第2侧线上的穴均旁开背正中线3寸，以肩胛冈脊柱缘到背正中线3寸定取。

②背部棘突计数的几个标志：低头时，在颈项后正中部最突起的骨突为第7颈椎棘突，两肩胛下角连线的中点为第7胸椎棘突，两髂嵴高点连线的中点为第4腰椎棘突。脊椎棘突计数可参考以上标志来确定。

③定位方法：附分、魄户、膏肓、神堂、譩譆、膈关、魂门、阳纲、意舍、胃仓分别横平除第8胸椎棘突外的第2~12胸椎棘突下；肓门、志室分别平第1、第2腰椎棘突下。所有穴均旁开后背正中线3寸。

53. 胞肓　Bāohuāng (BL53)

【位置】在骶区，横平第 2 骶后孔，骶正中嵴旁开 3 寸（图 5-22）。

54. 秩边　Zhìbiān (BL54)

【位置】在骶区，横平第 4 骶后孔，骶正中嵴旁开 3 寸（图 5-22）。

胞肓、秩边取穴要点：

①骶正中嵴标志：骶骨背面粗糙隆凸，正中部为骶正中嵴。

②骶管裂孔的标志：顺着骶骨骶正中嵴往下，在骶管下端可触及一裂孔，即骶管裂孔。为重要的体表标志，一般在臀纹头端附近有一凹陷。

③胞肓穴横平第 2 骶后孔，在骶正中嵴旁开 3 寸。本穴与内侧的膀胱俞（BL28）、次髎（BL32）相水平。

④秩边穴横平第 4 骶后孔，骶正中嵴旁开 3 寸，或位于骶管裂孔（腰俞）旁开 3 寸，横平白环俞（BL30）。

⑤简便取穴法：在骶管裂孔（臀纵纹头）旁开一夫，即 3 寸。

55. 合阳　Héyáng (BL55)

【位置】在小腿后区，腘横纹下 2 寸，腓肠肌内、外侧头之间（图 5-23）。

56. 承筋　Chéngjīn (BL56)

【位置】在小腿后区，腘横纹下 5 寸，腓肠肌两肌腹之间（图 5-23）。

57. 承山　Chéngshān (BL57)

【位置】在小腿后区，腓肠肌两肌腹与肌腱交角处（图 5-23）。

58. 飞扬　Fēiyáng (BL58)

【位置】在小腿后区，昆仑（BL60）直上 7 寸，腓肠肌外下缘与跟腱移行处（图 5-23）。

59. 跗阳　Fūyáng (BL59)

【位置】在小腿后区，昆仑（BL60）直上 3 寸，腓骨与跟腱之间（图 5-23）。

膀胱经小腿部穴取穴要点：

①腓肠肌的标志：腓肠肌以两个头分别起自股骨内、外上髁，两头在小腿中部与比目鱼肌结合，向下移行为跟腱止于跟骨结节。

②取穴方法：膀胱经小腿部有合阳、承筋、承山、飞扬、跗阳 5 穴，其中合阳、承筋、承山三穴均在小腿后正中线上，飞扬、跗阳均在昆仑穴直上。合阳穴在腘横纹中点（委中）下 2 寸，腓肠肌两头之间凹陷处；承山穴在伸直小腿足跟上提时，腓肠肌下端内、外侧头分开处，呈"人"字形顶端的凹陷中；承筋穴在合阳穴与承山穴连线的中点；飞扬穴在承山穴外斜下 1 寸，即昆仑穴上 7 寸，腓肠肌与跟腱移行处。

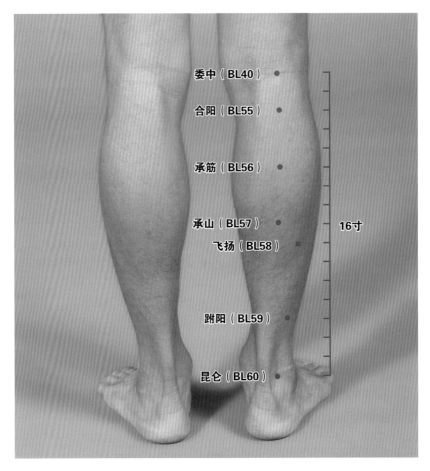

委中（BL40）

合阳（BL55）

承筋（BL56）

承山（BL57）
飞扬（BL58）

16寸

跗阳（BL59）

昆仑（BL60）

图 5-23

③腓骨、跟腱的标志：小腿外侧部从外踝往上摸，可触及一长骨，即腓骨；在足跟与小腿之间有一粗壮结实、绷得很紧的肌腱，即跟腱。跗阳在昆仑（BL60）直上 3 寸，腓骨与跟腱之间取穴。

60. 昆仑 Kūnlún (BL60)

【位置】在踝区，外踝尖与跟腱之间的凹陷中（图 5-24）。

61. 仆参 Púcān (BL61)

【位置】在跟区，昆仑（BL60）直下，跟骨外侧，赤白肉际处（图 5-24）。

62. 申脉 Shēnmài (BL62)

【位置】在踝区，外踝尖直下，外踝下缘与跟骨之间凹陷中（图 5-24）。

昆仑、仆参、申脉取穴要点：

①外踝尖、跟腱的标志：外踝尖在足外侧，外踝突起最高点处；跟腱的标志见跗阳穴。

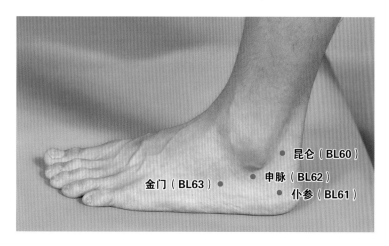

图 5-24

②取穴方法：外踝尖与跟腱之间的凹陷是昆仑穴，与肾经太溪（KI3）穴相对应；昆仑穴直下的赤白肉际处是仆参穴；外踝尖直下，外踝下缘 0.5 寸的凹陷处是申脉穴。申脉穴与肾经照海穴（KI6）内外相对。

63. 金门　Jīnmén (BL63)

【位置】在足背，外踝前缘直下，第 5 跖骨粗隆后方，骰骨下缘凹陷中（图 5-24）。

金门穴取穴要点：确定骰骨的标志。在足外侧，外踝的前下方可触及一骨性隆起，即骰骨；外踝前缘直下，骰骨下缘凹陷中取金门。

64. 京骨　Jīnggǔ (BL64)

【位置】在跖区，第 5 跖骨粗隆前下方，赤白肉际处（图 5-25）。

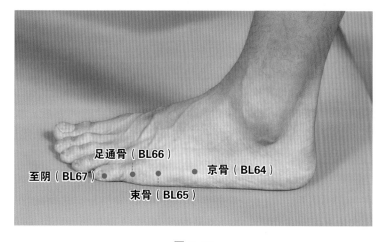

图 5-25

> 京骨取穴要点：确定第 5 跖骨粗隆的标志。在足外侧，从第 5 跖趾关节往后摸，可触及一骨性隆起，即第 5 跖骨粗隆，此粗隆前下方赤白肉际处取京骨穴。

65. 束骨　Shùgǔ (BL65)

【位置】在跖区，第 5 跖趾关节的近端，赤白肉际处（图 5-25）。

66. 足通谷　Zútōnggǔ (BL66)

【位置】在足趾，第 5 跖趾关节的远端，赤白肉际处（图 5-25）。

> 束骨、足通谷取穴要点：确定跖趾关节的标志。足趾跖屈时，跖趾关节明显隆起，第 5 跖趾关节隆起外侧后方凹陷中即是束骨穴，前方的凹陷处是足通谷穴。二穴均在赤白肉际上。

67. 至阴　Zhìyīn (BL67)

【位置】在足趾，小趾末节外侧，趾甲角侧后方 0.1 寸（指寸）（图 5-25）。

> 至阴取穴要点：
> ①注意趾甲角、趾甲根角、趾甲根脚、爪甲基底缘几个解剖概念的区别：见隐白穴。
> ②至阴穴位于第 5 趾甲的外侧趾甲根角处，相当于沿爪甲外侧画一直线与爪甲基底缘水平线交点处取穴。

二、杨甲三教授取穴经验

头部穴位在旁开头中线 1.5 寸取。头部曲差、五处、承光、通天、络却穴均旁开头中线 1.5 寸。

背腰部穴位在椎间寸半与 3 寸取。两椎之间旁开 1.5 寸取膀胱经背腰部第一条线上的穴位；两椎之间旁开 3 寸取膀胱经背腰部第二条线上的穴位。

大腿部穴位在大腿后面正中线取。如承扶、殷门均在大腿后正中线上取。

小腿部穴位在分肉取。如合阳穴在腓肠肌的两个头相合的地方取；承山穴在腓肠肌两个头分开之处取，像山一样；承筋穴在合阳与承山之间取；飞扬穴在承山穴外侧斜下 1 寸，就在腓肠肌分肉边上。

膝部穴位为腘横纹中点取委中。

踝部穴位在外踝后方取。如昆仑在平外踝尖，外踝尖与跟腱之间的凹陷中。

跖趾关节部穴位在跖趾关节前后取。如足通谷、束骨分别在第五跖趾关节外侧前、后取。

趾尖部穴位在爪甲根角取。如至阴在足小趾爪甲角外侧的根部取。

三、足太阳膀胱经腧穴定位歌诀

BL 六七膀胱经，　起于睛明至阴终，
脏腑头面筋痔腰，　热病神志身后凭，
内眦上陷是睛明，　眉头陷中攒竹取，
眉冲直上旁神庭，　曲差庭旁一寸半，
五处直后上星平，　承光通天络却穴，
后行俱是寸半呈，　玉枕脑户旁寸三，
天柱筋外平哑门，　再下脊旁寸半寻，
第一大杼二风门，　三椎肺俞四厥阴，
心五督六膈俞七，　九肝十胆仔细分，
十一脾俞十二胃，　十三三焦十四肾，
气海十五大肠六，　七八关元小肠俞，
十九膀胱廿中膂，　廿一椎旁白环俞，
上次中下四髎穴，　骶骨两旁骨陷中，
尾骨之旁会阳穴，　承扶臀下横纹中，
殷门扶下六寸当，　浮郄委阳上一寸，
委阳腘窝外筋旁，　委中腘窝纹中央，
第二侧线再细详，　以下挟脊开三寸，
二三附分魄户当，　四椎膏肓神堂五，
六七譩譆膈关藏，　第九魂门阳纲十，
十一意舍二胃仓，　十三肓门四志室，
十九胞肓廿一秩边，　小腿各穴牢牢记，
纹下二寸寻合阳，　承筋合阳承山间，
承山腨下分肉藏，　飞扬外踝上七寸，
跗阳踝上三寸良，　昆仑外踝跟腱间，
仆参跟骨外下方，　外踝下缘申脉穴，
踝前骸陷金门乡，　大骨外侧寻京骨，
关节之后束骨良，　通谷节前陷中好，
至阴小趾外甲角，　六十七穴分三段。

四、足太阳膀胱经腧穴总表

表 5-2　足太阳膀胱经腧穴总表

分部	代码	穴名	位置
面部	BL1	睛明	在面部,目内眦角稍上方凹陷处
	BL2	攒竹	在面部,当眉头陷中,眶上切迹处

分部	代码	穴名	位置
头部	BL3	眉冲	在头部,额切迹直上入发际 0.5 寸
	BL4	曲差	在头部,当前发际正中直上 0.5 寸,旁开 1.5 寸
	BL5	五处	在头部,当前发际正中直上 1 寸,旁开 1.5 寸
	BL6	承光	在头部,当前发际正中直上 2.5 寸,旁开 1.5 寸
	BL7	通天	在头部,当前发际正中直上 4 寸,旁开 1.5 寸
	BL8	络却	在头部,当前发际正中直上 5.5 寸,旁开 1.5 寸
	BL9	玉枕	在头部,平枕外隆凸上缘,后发际正中旁开 1.3 寸
	BL10	天柱	在颈后区,横平第 2 颈椎棘突上际,斜方肌外缘凹陷中
背部	BL11	大杼	在脊柱区,第 1 胸椎棘突下,后正中线旁开 1.5 寸
	BL12	风门	在脊柱区,第 2 胸椎棘突下,后正中线旁开 1.5 寸
	BL13	肺俞	在脊柱区,第 3 胸椎棘突下,后正中线旁开 1.5 寸
	BL14	厥阴俞	在脊柱区,第 4 胸椎棘突下,后正中线旁开 1.5 寸
	BL15	心俞	在脊柱区,第 5 胸椎棘突下,后正中线旁开 1.5 寸
	BL16	督俞	在脊柱区,第 6 胸椎棘突下,后正中线旁开 1.5 寸
	BL17	膈俞	在脊柱区,第 7 胸椎棘突下,后正中线旁开 1.5 寸
	BL18	肝俞	在脊柱区,第 9 胸椎棘突下,后正中线旁开 1.5 寸
	BL19	胆俞	在脊柱区,第 10 胸椎棘突下,后正中线旁开 1.5 寸
	BL20	脾俞	在脊柱区,第 11 胸椎棘突下,后正中线旁开 1.5 寸
	BL21	胃俞	在脊柱区,第 12 胸椎棘突下,后正中线旁开 1.5 寸
腰部	BL22	三焦俞	在脊柱区,第 1 腰椎棘突下,后正中线旁开 1.5 寸
	BL23	肾俞	在脊柱区,第 2 腰椎棘突下,后正中线旁开 1.5 寸
	BL24	气海俞	在脊柱区,第 3 腰椎棘突下,后正中线旁开 1.5 寸
	BL25	大肠俞	在脊柱区,第 4 腰椎棘突下,后正中线旁开 1.5 寸
	BL26	关元俞	在脊柱区,第 5 腰椎棘突下,后正中线旁开 1.5 寸
骶部	BL27	小肠俞	在骶区,横平第 1 骶后孔,骶正中嵴旁开 1.5 寸
	BL28	膀胱俞	在骶区,横平第 2 骶后孔,骶正中嵴旁开 1.5 寸
	BL29	中膂俞	在骶区,横平第 3 骶后孔,骶正中嵴旁开 1.5 寸
	BL30	白环俞	在骶区,横平第 4 骶后孔,骶正中嵴旁开 1.5 寸

续表

分部	代码	穴名	位置
骶部	BL31	上髎	在骶区,正对第 1 骶后孔中
	BL32	次髎	在骶区,正对第 2 骶后孔中
	BL33	中髎	在骶区,正对第 3 骶后孔中
	BL34	下髎	在骶区,正对第 4 骶后孔中
	BL35	会阳	在骶区,尾骨端旁开 0.5 寸
大腿部	BL36	承扶	臀下横纹的中点
	BL37	殷门	在股后区,臀下横纹下 6 寸,股二头肌与半腱肌之间
腘窝部	BL38	浮郄	在膝后区,腘横纹上 1 寸,股二头肌腱的内侧缘
	BL39	委阳	在膝部,腘横纹上,股二头肌腱的内侧缘
	BL40	委中	在膝后区,腘横纹中点
背部	BL41	附分	在脊柱区,第 2 胸椎棘突下,后正中线旁开 3 寸
	BL42	魄户	在脊柱区,第 3 胸椎棘突下,后正中线旁开 3 寸
	BL43	膏肓	在脊柱区,第 4 胸椎棘突下,后正中线旁开 3 寸
	BL44	神堂	在脊柱区,第 5 胸椎棘突下,后正中线旁开 3 寸
	BL45	譩譆	在脊柱区,第 6 胸椎棘突下,后正中线旁开 3 寸
	BL46	膈关	在脊柱区,第 7 胸椎棘突下,后正中线旁开 3 寸
	BL47	魂门	在脊柱区,第 9 胸椎棘突下,后正中线旁开 3 寸
	BL48	阳纲	在脊柱区,第 10 胸椎棘突下,后正中线旁开 3 寸
	BL49	意舍	在脊柱区,第 11 胸椎棘突下,后正中线旁开 3 寸
	BL50	胃仓	在脊柱区,第 12 胸椎棘突下,后正中线旁开 3 寸
腰部	BL51	肓门	在腰区,第 1 腰椎棘突下,后正中线旁开 3 寸
	BL52	志室	在腰区,第 2 腰椎棘突下,后正中线旁开 3 寸
骶部	BL53	胞肓	在骶区,横平第 2 骶后孔,骶正中嵴旁开 3 寸
	BL54	秩边	在骶区,横平第 4 骶后孔,骶正中嵴旁开 3 寸
小腿部	BL55	合阳	在小腿后区,腘横纹下 2 寸,腓肠肌内、外侧头之间
	BL56	承筋	在小腿后区,腘横纹下 5 寸,腓肠肌两肌腹之间
	BL57	承山	在小腿后区,腓肠肌两肌腹与肌腱交角处
	BL58	飞扬	在小腿后区,昆仑直上 7 寸,腓肠肌外下缘与跟腱移行处
	BL59	跗阳	在小腿后区,昆仑直上 3 寸,腓骨与跟腱之间

续表

分部	代码	穴名	位置
踝部	BL60	昆仑	在踝区，外踝尖与跟腱之间的凹陷中
足部	BL61	仆参	在跟区，昆仑直下，跟骨外侧，赤白肉际处
	BL62	申脉	在踝区，外踝尖直下，外踝下缘与跟骨之间凹陷中
	BL63	金门	在足背，外踝前缘直下，第5跖骨粗隆后方，骰骨下缘凹陷中
	BL64	京骨	在跖区，第5跖骨粗隆前下方，赤白肉际处
	BL65	束骨	在跖区，第5跖趾关节的近端，赤白肉际处
	BL66	足通谷	在足趾，第5跖趾关节的远端，赤白肉际处
	BL67	至阴	在足趾，小趾末节外侧，趾甲角侧后方0.1寸（指寸）

第三节　足少阳胆经腧穴定位

（Points of Gallbladder Meridian of Foot-Shaoyang，GB）

一、足少阳胆经腧穴定位详解

本经腧穴分布在侧头部、肩部、侧胸部、侧腹部、下肢外侧面、足背外侧，起于瞳子髎，止于足窍阴，左右各44穴（图5-26）。

1. 瞳子髎　Tóngzǐliáo (GB1)

【位置】在面部，目外眦外侧0.5寸凹陷中（图5-27）。

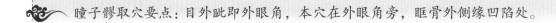

瞳子髎取穴要点：目外眦即外眼角，本穴在外眼角旁，眶骨外侧缘凹陷处。

2. 听会　Tīnghuì (GB2)

【位置】在面部，耳屏间切迹与下颌骨髁突之间的凹陷中（图5-27，图5-28）。

耳门、听宫、听会三穴位置关系：耳前有耳屏、屏间切迹、屏上切迹。听宫（SI19）与耳屏相平，听会（GB2）与屏间切迹相平，耳门（TE21）与屏上切迹相平，三穴均需张口取穴，于张口时耳前出现的凹陷中取穴。

3. 上关　Shàngguān (GB3)

【位置】在面部，颧弓上缘中央凹陷中（图5-27）。

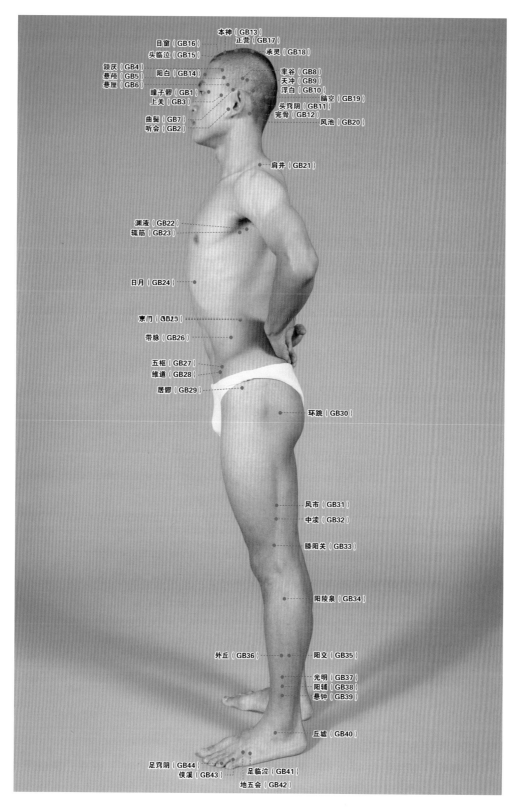

本神（GB13）
正营（GB17）
目窗（GB16）
头临泣（GB15）
承灵（GB18）
颔厌（GB4）
悬颅（GB5）
悬厘（GB6）
阳白（GB14）
率谷（GB8）
天冲（GB9）
浮白（GB10）
瞳子髎（GB1）
脑空（GB19）
上关（GB3）
头窍阴（GB11）
完骨（GB12）
风池（GB20）
曲鬓（GB7）
听会（GB2）

肩井（GB21）

渊腋（GB22）
辄筋（GB23）

日月（GB24）

京门（GB25）
带脉（GB26）

五枢（GB27）
维道（GB28）

居髎（GB29）

环跳（GB30）

风市（GB31）
中渎（GB32）
膝阳关（GB33）

阳陵泉（GB34）

外丘（GB36）
阳交（GB35）
光明（GB37）
阳辅（GB38）
悬钟（GB39）

丘墟（GB40）

足窍阴（GB44）
侠溪（GB43）
足临泣（GB41）
地五会（GB42）

图 5-26

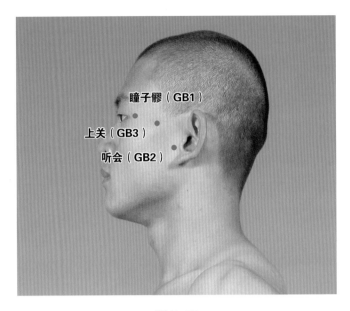

图 5-27

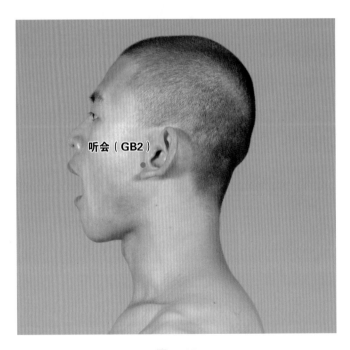

图 5-28

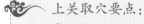上关取穴要点：

①颧弓、下颌切迹标志：耳屏前方一连接颧骨的横形骨即是颧弓；下颌骨两侧上方各有两个骨性突起，在后方者称为髁状突，在前方者称为喙突（肌突），两者之间的凹缘即为下颌切迹。颧弓与下颌切迹所形成的凹陷即是下关穴所在

位置。

②上关、下关的位置关系：下关（ST7）直上，颧弓上缘凹陷处即是上关（GB3）穴，二穴以颧弓相隔。

4. 颔厌　Hànyàn (GB4)

【位置】在头部，从头维（ST8）至曲鬓（GB7）的弧形连线（其弧度与鬓发弧度相应）的上 1/4 与下 3/4 的交点处（图 5-29）。

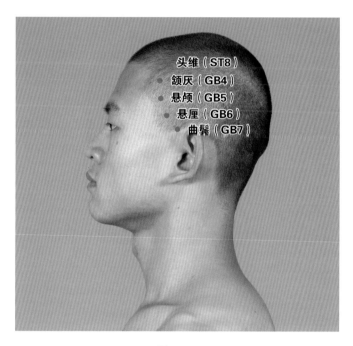

头维（ST8）
颔厌（GB4）
悬颅（GB5）
悬厘（GB6）
曲鬓（GB7）

图 5-29

5. 悬颅　Xuánlú (GB5)

【位置】在头部，从头维（ST8）至曲鬓（GB7）的弧形连线（其弧度与鬓发弧度相应）的中点处（图 5-29）。

6. 悬厘　Xuánlí (GB6)

【位置】在头部，从头维（ST8）至曲鬓（GB7）的弧形连线（其弧度与鬓发弧度相应）的上 3/4 与下 1/4 的交点处（图 5-29）。

7. 曲鬓　Qūbìn (GB7)

【位置】在头部，耳前鬓角发际后缘与耳尖水平线的交点处（图 5-29）。

━━ 颔厌、悬颅、悬厘、曲鬓的取穴要点：

①耳前鬓角发际后缘的标志：侧脸部，在耳前有一束状鬓发，即耳前鬓角，从其发际后缘作一垂线与耳尖水平线相交，交点即是曲鬓穴，约在角孙穴（TE20）

前约一食指。头维（ST8）在额角发际直上 0.5 寸，头正中线旁开 4.5 寸。

②将头维穴与曲鬓穴沿鬓前发际弧形连线，然后 4 等分，从上到下分别是颔厌、悬颅、悬厘、曲鬓，各穴相距相等。其中头维与曲鬓连线的中点处是悬颅，悬颅与头维之间取颔厌，悬颅与曲鬓之间取悬厘。

8. 率谷　Shuàigǔ (GB8)

【位置】在头部，耳尖直上入发际 1.5 寸（图 5–30）。

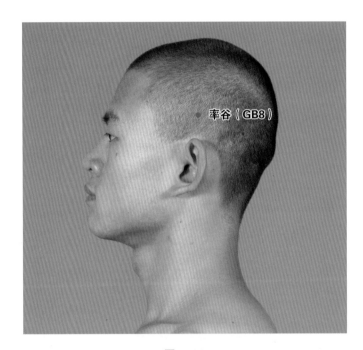

图 5–30

> 　　率谷取穴要点：确定耳尖的标志。将耳朵向前对折，耳朵上方的最高点即是耳尖。耳尖所对的发际处是角孙穴(TE20)，从角孙直上入发际 1.5 寸处即是率谷。此 1.5 寸可用拇指同身寸量取，穴处有凹陷。

9. 天冲　Tiānchōng (GB9)

【位置】在头部，耳根后缘直上，入发际 2 寸（图 5–31）。

> 　　天冲取穴要点：确定耳根后缘的标志。耳廓后耳软骨与颅骨相交处即是耳根后缘。沿此处作一垂线，向上入发际 2 寸的位置即是天冲穴。此 2 寸可用拇指同身寸量取，天冲约当率谷后 0.5 寸。

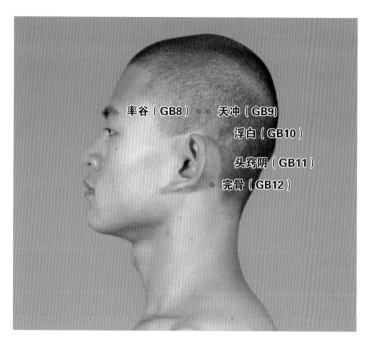

率谷（GB8） 天冲（GB9）
浮白（GB10）
头窍阴（GB11）
完骨（GB12）

图 5-31

10. **浮白** Fúbái (GB10)

【位置】在头部，耳后乳突的后上方，从天冲（GB9）至完骨（GB12）的弧形连线（其弧度与耳廓弧度相应）的上 1/3 与下 2/3 的交点处（图 5-31）。

11. **头窍阴** Tóuqiàoyīn (GB11)

【位置】在头部，耳后乳突的后上方，从天冲（GB9）至完骨（GB12）的弧形连线（其弧度与耳廓弧度相应）的上 2/3 与下 1/3 的交点处（图 5-31）。

12. **完骨** Wángǔ (GB12)

【位置】在头部，耳后乳突的后下方凹陷处（图 5-31）。

浮白、头窍阴、完骨的取穴要点：

①乳突骨的标志：在耳垂的后方有一突起骨，即是乳突骨，古称"完骨"。乳突骨的后下方有一凹陷，完骨穴当此处。

②将天冲穴与完骨穴沿耳廓的弧度作弧形连线并 3 等分，上等分点是浮白穴，即连线的上 1/3 与中 1/3 的交点处；下等分点是头窍阴，即连线的中 1/3 与下 1/3 的交点处。

③杨甲三取穴经验：头窍阴在乳突骨的后上方凹陷中，完骨在乳突骨的后下方凹陷中。

13. **本神** Běnshén (GB13)

【位置】在头部，前发际上 0.5 寸，头正中线旁开 3 寸（图 5-32）。

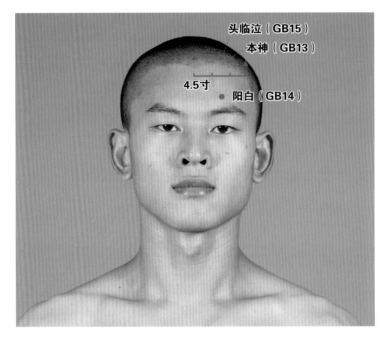

图 5-32

本神、神庭、头维三穴的位置关系：三穴均入前发际 0.5 寸。两额角之间的骨度分寸是 9 寸，头维（ST8）恰在额角，距头正中线 4.5 寸，入前发际 0.5 寸；神庭（GV24）在头正中线上，入前发际 0.5 寸；本神（GB13）距头正中线 3 寸，即在神庭和头维弧形连线（其弧度与前发际弧度相应）的内 2/3 与外 1/3 的交点处。

14. 阳白　Yángbái (GB14)
【位置】在头部，眉上 1 寸，瞳孔直上（图 5-32）。

阳白取穴要点：本穴在目直视时瞳孔直上，眉上 1 寸处。以印堂到前发际 3 寸等分折量定取。如有斜视情况，当在眉毛的中点上 1 寸定取。

15. 头临泣　Tóulínqì (GB15)
【位置】在头部，前发际上 0.5 寸，瞳孔直上（图 5-33）。

16. 目窗　Mùchuāng (GB16)
【位置】在头部，前发际上 1.5 寸，瞳孔直上（图 5-33）。

17. 正营　Zhèngyíng (GB17)
【位置】在头部，前发际直上 2.5 寸，瞳孔直上（图 5-33）。

18. 承灵　Chénglíng (GB18)
【位置】在头部，前发际直上 4 寸，瞳孔直上（图 5-33）。

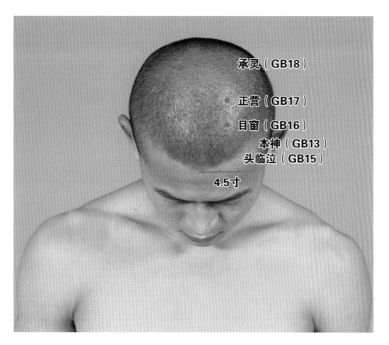

图 5-33

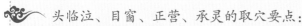

头临泣、目窗、正营、承灵的取穴要点：

①四穴均在目直视情况下瞳孔直上的延长线上，或在头前正中线旁开 2.25 寸的线上。

②神庭、眉冲、曲差、头临泣、本神、头维六穴的位置关系：六穴均入前发际 0.5 寸。神庭（GV24）在头正中线上，曲差（BL4）旁开神庭 1.5 寸，头临泣（GB15）旁开神庭 2.25 寸，本神（GB13）旁开神庭 3 寸，头维（ST8）在额角，旁开神庭 4.5 寸。

③两额角之间的骨度分寸是 9 寸，一侧额角距头正中线是 4.5 寸，头临泣在神庭与头维连线的中点处，故旁开头前正中线 2.25 寸。取穴时，将前发际中点与后发际中点作一连线，再在正中线旁开 2.25 寸作一平行线，该平行线上入前发际 0.5 寸即是头临泣，头临泣后 1 寸是目窗，目窗后 1 寸是正营，正营后 1.5 寸是承灵。临床上可以百会穴前 1 寸、旁开头正中线 2.25 寸直接定取承灵穴。

④承灵、通天穴的位置关系：二穴均入前发际 4 寸，承灵（GB18）旁开头前正中线 2.25 寸，通天（BL7）旁开头前正中线 1.5 寸。

19. **脑空**　Nǎokōng (GB19)

【位置】在头部，横平枕外隆凸的上缘，风池（GB20）直上（图 5-34）。

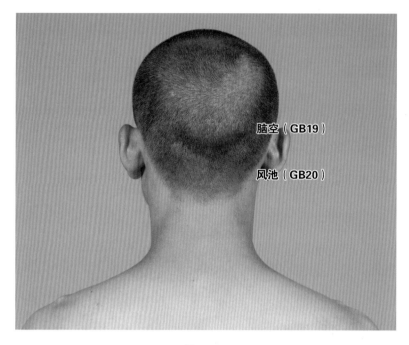

图 5-34

脑空的取穴要点：

①枕外隆凸标志：在头的后部可摸到一个突起的骨即枕外隆凸，枕外隆凸上缘有个凹陷，凹陷中间即督脉的脑户（GV17）穴。

②脑空、脑户、玉枕的位置关系：三穴均与枕外隆凸上缘相水平，其中脑户（GV17）位于枕外隆凸上缘的中点；玉枕（BL19）横平脑户，在枕外隆凸的边缘凹陷中；脑空（GB19）在风池穴直上，横平脑户穴，穴处有拇指指甲盖大小的凹陷。

③杨甲三取穴经验：脑空在乳突骨上缘与枕外隆凸上缘之间。

20. 风池　Fēngchí (GB20)

【位置】在颈后区，枕骨之下，胸锁乳突肌上端与斜方肌上端之间的凹陷中（图 5-34）。

风池的取穴要点：

①胸锁乳突肌、斜方肌上端的标志：胸锁乳突肌上端止于乳突骨，在乳突骨后缘可触及一明显肌肉，即是胸锁乳突肌上端；后正中线两边、枕骨下缘有两条肌肉，即是斜方肌上端。与后发际中点上 1 寸（风府穴）水平，在斜方肌上端与胸锁乳突肌上端之间有一明显凹陷，即是风池穴。

②杨甲三取穴经验：后发际正中入发际 1 寸（风府）处与乳突骨下缘之间取之。

③风府、风池的位置关系：风府在后发际正中，入发际 1 寸处；风池横平风府（GV16），胸锁乳突肌与斜方肌两肌之间凹陷中。

21. 肩井　Jiānjǐng (GB21)

【位置】在肩胛区，第 7 颈椎棘突与肩峰最外侧点连线的中点（图 5-35）。

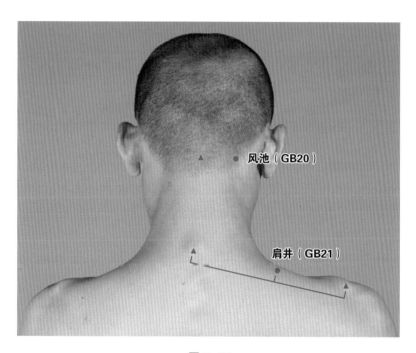

风池（GB20）

肩井（GB21）

图 5-35

肩井的取穴要点：

①第 7 颈椎棘突的标志：低头时，项后隆起最高且能随头旋转而转动的棘突为第 7 颈椎棘突。

②肩峰的标志：这里的肩峰指锁骨肩峰。沿锁骨往外推，摸到的突起即锁骨肩峰。肩峰外侧端与第 7 颈椎棘突连线的中点即是肩井穴。

③杨甲三取穴经验：锁骨中点和肩胛骨上缘之间取之。

④简便取穴法：医者以第一腕横纹按在病人肩胛冈下缘，拇指按在第 7 颈椎下，其余四指并拢按在肩上，食指靠于颈部，中指屈曲，中指尖处是穴。

22. 渊腋　Yuānyè (GB22)

【位置】在胸外侧区，第 4 肋间隙中，在腋中线上（图 5-36）。

23. 辄筋　Zhéjīn (GB23)

【位置】在胸外侧区，第 4 肋间隙中，腋中线前 1 寸（图 5-36）。

渊腋、辄筋的取穴要点：

①腋中线的标志：经腋前线与腋后线的中点所做的垂线即是腋中线。

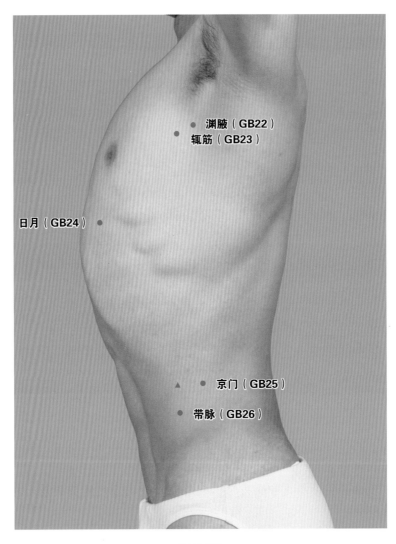

渊腋（GB22）
辄筋（GB23）

日月（GB24）

京门（GB25）

带脉（GB26）

图 5-36

②第 4 肋间隙的标志：一般乳头在第 4 肋间隙，故可从乳头沿肋间隙往后摸，腋中线上取渊腋，渊腋前 1 寸处即是辄筋穴。因肋间隙是弧形的，因此辄筋在渊腋前下位置。女性乳头不在第 4 肋间隙时，可举臂，在腋下 3 寸、腋中线上取渊腋穴。腋窝中点到季肋（十一肋端水平）是 12 寸，4 等分，上 1/4 与下 3/4 交点处即是腋下 3 寸处。注意以这种方法定位时，必须在举臂体位时，腋下 3 寸和第 4 肋间隙方能一致。

24. 日月　Rìyuè (GB24)

【位置】在胸部，第 7 肋间隙中，前正中线旁开 4 寸（图 5-36）。

日月的取穴要点：

①第 7 肋间隙的标志：一般男性乳头在第 4 肋间隙，因两乳之间为 8 寸，故日月可在乳下 3 肋即第 7 肋间隙定取。女性乳头往往不在第 4 肋间隙，亦可以胸骨角平第 2 肋往下数第 7 肋间隙；另外，女性在卧位情况下乳头往往偏外，故可在锁骨中线与第 7 肋间隙交点处取日月。

②日月、期门的位置关系：二穴均距前正中线 4 寸，期门（LR14）在第 6 肋间隙，日月（GB24）在第 7 肋间隙，二者相隔一肋。

25. 京门 Jīngmén (GB25)

【位置】在上腹部，第 12 肋骨游离缘的下际（图 5-36）。

京门的取穴要点：

①第 12 肋骨游离端的标志：举臂，从腋后线的肋弓软骨缘下方向后触及的骨骼游离端即是第 12 肋骨游离端，京门穴即在该游离端的下缘。许多人 12 肋端不容易摸到，而且个体差异比较大，有的人 12 肋端在侧背部，有的在腋中线上，吸气情况下更容易摸到。

②京门、章门的位置关系：二穴均以肋端为标志取穴，章门（LR13）在第 11 肋端下缘，京门在第 12 肋端下缘。

26. 带脉 Dàimài (GB26)

【位置】在侧腹部，第 11 肋骨游离端垂线与脐水平线的交点上（图 5-36）。

带脉的取穴要点：

①第 11 肋骨游离端的标志：第 11 肋骨游离端标志的确定是带脉穴正确定位的关键。取穴时尽量收腹，显露肋弓软骨缘，沿此缘向外下方摸，可触及一肋骨游离端，即是第 11 肋骨游离端；亦可以从后面先找第 12 肋骨游离端，再往前继续摸第 11 肋骨游离端。经此游离端作一垂线，与脐水平线相交处即是带脉穴。

②带脉与章门、神阙穴的位置关系：带脉穴在章门（LR13）直下，横平神阙（CV8）。

27. 五枢 Wǔshū (GB27)

【位置】在下腹部，横平脐下 3 寸，髂前上棘内侧（图 5-37）。

28. 维道 Wéidào (GB28)

【位置】在下腹部，髂前上棘内下 0.5 寸（图 5-37）。

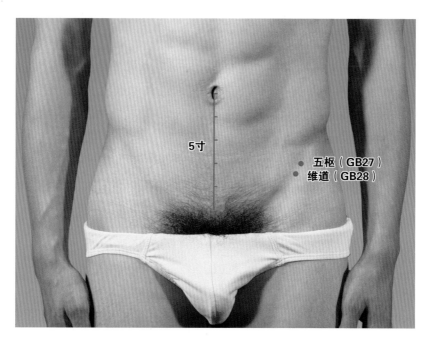

5寸

● 五枢（GB27）
● 维道（GB28）

图 5-37

 五枢、维道取穴要点：

①髂前上棘的标志：髂嵴的前端为髂前上棘。腹股沟上端外上方有一隆起高骨，即是髂前上棘。

②五枢在髂前上棘的内侧，横平关元（CV4），关元在脐下 3 寸处。五枢前下 0.5 寸是维道穴。

29. 居髎 Jūliáo（GB29）

【位置】在臀区，髂前上棘与股骨大转子最凸点连线的中点处（图 5-38）。

居髎取穴要点：

①髂前上棘的标志：见五枢、维道的取穴要点。

②股骨大转子的标志：侧卧，下腿伸直，上腿屈曲，臀部外侧有一隆起高骨，即是股骨大转子。

③侧卧，上腿屈髋屈膝取穴，居髎在髂前上棘与股骨大转子最凸点连线的中点处。

30. 环跳 Huántiào（GB30）

【位置】在臀区，股骨大转子最凸点与骶管裂孔连线的外 1/3 与内 2/3 交点处（图 5-39）。

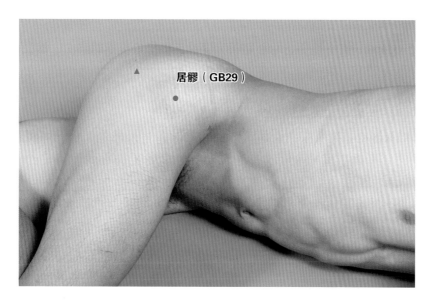

图 5-38

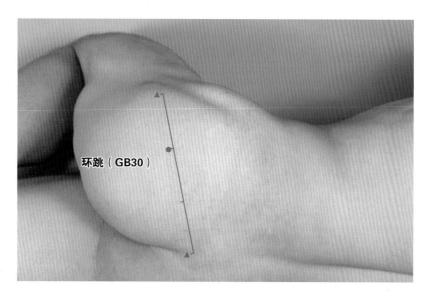

图 5-39

 环跳取穴要点：

①股骨大转子的标志：侧卧，下腿伸直，上腿屈曲，臀部外侧有一隆起高骨，即是股骨大转子。

②骶管裂孔的标志：从尾骨端向上推，遇到的第一个凹陷就是骶管裂孔。一般在臀纹头端附近有一小凹陷即是骶管裂孔。

③侧卧，伸下腿，上腿屈髋屈膝取穴。股骨大转子与骶管裂孔连线的内 2/3 与外 1/3 的交点处即是环跳穴。

31. 风市 Fēngshì (GB31)

【位置】在股部，直立垂手，掌心贴于大腿时，中指尖所指凹陷中，髂胫束后缘（图5-40）。

> 风市取穴要点：
>
> ①髂胫束标志：稍屈膝，大腿稍内收提起时，在大腿外侧面下部可摸到坚硬的肌腱即是髂胫束。髂胫束起自髂嵴前的外侧缘，下端附着于胫骨外侧髁、腓骨头和膝关节囊。
>
> ②风市在直立垂手、掌心贴于大腿时中指尖所指凹陷中，髂胫束后缘。

32. 中渎 Zhōngdú (GB32)

【位置】在股部，腘横纹上7寸，髂胫束后缘（图5-41）。

> 风市、中渎的取穴要点：
>
> ①二穴均在髂胫束（见风市）后缘定位，一般位于大腿外侧面股二头肌与髂胫束之间的沟中。
>
> ②中渎在腘横纹上7寸，可以股骨大转子到腘横纹（髌尖水平）19寸量取。

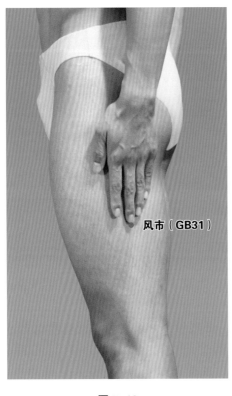

风市（GB31）

图 5-40

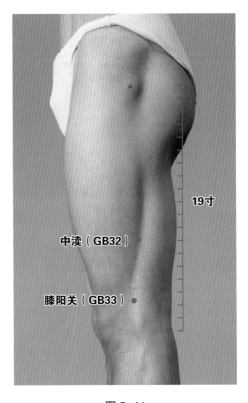

19寸

中渎（GB32）

膝阳关（GB33）

图 5-41

33. 膝阳关　Xīyángguān (GB33)

【位置】在膝部，股骨外上髁后上缘，股二头肌腱与髂胫束之间的凹陷中（图 5-41）。

膝阳关取穴要点：股骨外上髁是股骨下端外侧突起的骨头，在大腿外侧面下部可摸到一条坚硬的肌腱即是髂胫束，有时会错误地把穴定位在髂胫束前缘凹陷中，正确的取法应在股骨外上髁后上缘髂胫束后缘凹陷中，即髂胫束与股二头肌腱之间，屈膝时更容易定位。

34. 阳陵泉　Yánglíngquán (GB34)

【位置】在小腿外侧，腓骨头前下方凹陷中（图 5-42）。

阳陵泉的取穴要点：确定腓骨头的标志。沿外踝向上摸到的骨头即是腓骨，其上端的隆起即是腓骨头。腓骨头的前下缘即是阳陵泉所在。注意：有人容易把胫骨外侧髁误认为腓骨头，腓骨头在胫骨外侧髁的后方。

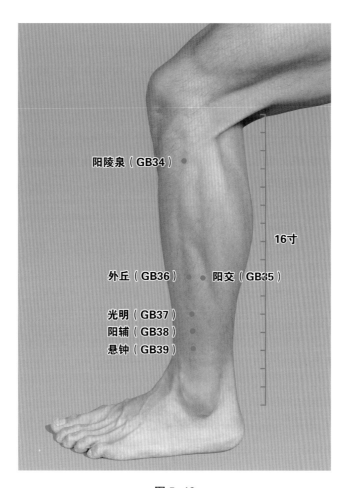

图 5-42

35. 阳交 Yángjiāo (GB35)

【位置】在小腿外侧，外踝尖上7寸，腓骨后缘（图5-42）。

36. 外丘 Wàiqiū (GB36)

【位置】在小腿外侧，外踝尖上7寸，腓骨前缘（图5-42）。

37. 光明 Guāngmíng (GB37)

【位置】在小腿外侧，外踝尖上5寸，腓骨前缘（图5-42）。

38. 阳辅 Yángfǔ (GB38)

【位置】在小腿外侧，外踝尖上4寸，腓骨前缘（图5-42）。

39. 悬钟 Xuánzhōng (GB39)

【位置】在小腿外侧，外踝尖上3寸，腓骨前缘（图5-42）。

胆经小腿部穴的取穴要点：

①腓骨的标志：沿外踝向上摸到的骨头即是腓骨，其上端的隆起即是腓骨头，腓骨下端的突起是外踝，腓骨中上部多为腓骨长短肌覆盖，但仍可触摸到腓骨。

②胆经小腿部有阳陵泉、阳交、外丘、光明、阳辅、悬钟6穴，除阳交穴在腓骨后缘外，其余5穴均在腓骨前缘定位。其中阳陵泉在腓骨头的前下凹陷中；外踝尖上7寸水平有阳交、外丘；外踝尖上5寸即是光明，上4寸是阳辅，上3寸是悬钟。这些穴位的骨度分寸均以腘横纹（髌尖水平）到外踝尖16寸折量定取。

③外踝尖上7寸水平有阳交（GB35）、外丘（GB36）、下巨虚（ST39）、飞扬（BL58）四穴，取穴时可以外踝尖与腘横纹外侧端连线中点下1寸快速定取。注意外丘在腓骨前缘，阳交在腓骨后缘，下巨虚在胫骨前嵴向外旁开一中指，飞扬在昆仑直上、腓肠肌外下缘与跟腱移行处。

40. 丘墟 Qiūxū (GB40)

【位置】在踝区，外踝的前下方，趾长伸肌腱的外侧凹陷中（图5-43）。

丘墟取穴要点：确定趾长伸肌腱的标志。踝前有3个肌腱，由内侧向外侧分别是胫骨前肌肌腱、踇长伸肌腱和趾长伸肌腱，其中趾长伸肌腱是由第2、3、4趾伸肌肌腱包在一个腱鞘中形成。当足踩地体位时，在外踝的前下方可见一明显的凹陷，即是丘墟穴所在，其也在趾长伸肌腱的外侧。

41. 足临泣 Zúlínqì (GB41)

【位置】在足背，第4、5跖骨底结合部的前方，第5趾长伸肌腱外侧凹陷中（图5-43）。

足临泣取穴要点：

①从第4、5跖骨之间远端向近心端推按，挡手处即是第4、5跖骨结合部；

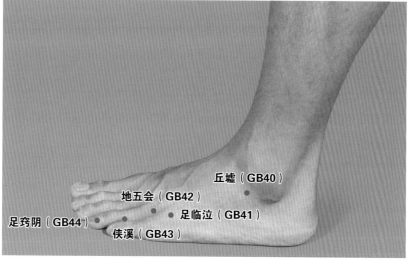

图 5-43

足趾用力背伸时，附着于第 5 足趾表面的肌腱即是第 5 趾长伸肌腱，活动第 5 趾时可见该肌腱活动。足临泣在第 4、5 跖骨结合部前方，第 5 趾长伸肌腱的外缘。

②足临泣与地五会的位置关系：二穴均在第 4、5 跖骨间，足临泣在第 4、5 跖骨结合部前方，第 5 趾长伸肌腱的外缘；地五会在第 4 跖趾关节后缘（近端）的凹陷中。二者中间相隔第 5 趾长伸肌腱。

③注意足临泣、头临泣的区别：胆经足部有足临泣（GB41），头部有头临泣（GB15），注意区别。头临泣在前发际上 0.5 寸，瞳孔直上。

42. 地五会　Dìwǔhuì (GB42)

【位置】在足背，第 4、5 跖骨间，第 4 跖趾关节近端凹陷中（图 5-43）。

足临泣、地五会穴的位置关系：二穴均在第 4、5 跖骨之间，并在跖骨结合部前方，中间以第 5 趾长伸肌腱相隔，肌腱的外缘是足临泣，内缘是地五会。

43. 侠溪　Xiáxī (GB43)

【位置】在足背，第 4、5 趾间，趾蹼缘后方赤白肉际处（图 5-43）。

地五会、侠溪穴的取穴要点：当足趾跖屈时，跖趾关节明显隆起。在第 4、5 跖骨之间，跖趾关节的后缘凹陷即是地五会，第 4、5 趾缝赤白肉际处即是侠溪穴。

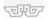
44. 足窍阴 Zúqiàoyīn (GB44)

【位置】在足趾，第4趾末节外侧，趾甲角侧后方0.1寸（指寸）（图5-43）。

 足窍阴取穴要点：

①趾甲角、趾甲根、趾甲根角的概念与位置：见隐白穴。

②足第4趾甲角侧后方0.1寸，相当于沿爪甲外侧画一直线与爪甲基底缘水平线交点处取穴。

③注意足窍阴、头窍阴的区别：胆经足部有足窍阴，头部有头窍阴（GB11），注意区别。头窍阴在耳后乳突的后上方，从天冲（GB9）至完骨（GB12）的弧形连线（其弧度与耳廓弧度相应）的上2/3与下1/3的交点处。

二、杨甲三教授取穴经验

取头部穴位时瞳孔是标志。头临泣、目窗、正营、承灵穴均直瞳孔。

胆经胸腹部穴多位于躯干侧面。

胆经大腿部穴均在大腿外侧面中线上。

小腿部穴位在腓骨前后取。如阳陵泉、外丘、阳辅、光明、悬钟在腓骨前；阳交在腓骨后。

踝部穴位在外踝前下取。如丘墟在外踝前下凹陷中。

跖趾关节部穴位在跖趾关节前后取。如侠溪、地五会在第四、五跖趾关节前、后取。

趾尖部穴位在爪甲根角取。如足窍阴在足四趾爪甲角外侧的根部取。

三、足少阳胆经腧穴定位歌诀

GB四十四足少阳，起瞳子髎止窍阴，

头侧耳目鼻喉恙，身侧神志热妇良，

外眦五分瞳子髎，听会耳前珠陷详，

上关下关上一寸，以下五穴细推商，

头维胃经连颔厌，悬颅悬厘在下方，

曲鬓发际平角孙，头维曲鬓串一行，

五穴间隔均相等，率谷入发寸半量，

天冲率后距五分，浮白耳尖后寸乡，

头窍阴穴乳突上，完骨乳突后下方，

本神神庭三寸旁，阳白眉上一寸量，

入发五分头临泣，庭维之间取之良，

目窗正营及承灵，相距寸寸寸半量，

脑空池上平脑户，粗隆上缘外两旁，

风池耳后发际陷，颅底筋外有陷凹，

肩井颈七肩峰间，渊腋腋下四肋间。
辄筋腋前横一寸，日月乳下三肋现，
京门十二肋骨端，带脉章下平脐看，
五枢髂前上棘前，略下五分维道见，
居髎髂前转子取，环跳髀枢陷中间，
风市垂手中指尽，腘上七寸中渎陈，
阳关股髁后上陷，小头前下阳陵泉，
阳交外丘骨后前，外踝尖上七七看，
光明踝五阳辅四，悬钟三寸骨前缘，
外踝前下丘墟寻，临泣四趾本节扪，
侠溪穴与地五会，跖趾关节前后寻，
四趾外端足窍阴，四十四穴仔细吟。

四、足少阳胆经腧穴总表

表5-3　足少阳胆经腧穴总表

分部	代码	穴名	位置
面部	GB1	瞳子髎	在面部，目外眦外侧 0.5 寸凹陷中
	GB2	听会	在面部，耳屏间切迹与下颌骨髁突之间的凹陷中
	GB3	上关	在面部，颧弓上缘中央凹陷中
头部	GB4	颔厌	在头部，从头维至曲鬓的弧形连线的上 1/4 与下 3/4 的交点处
	GB5	悬颅	在头部，从头维至曲鬓的弧形连线的中点处
	GB6	悬厘	在头部，从头维至曲鬓的弧形连线的上 3/4 与下 1/4 的交点处
	GB7	曲鬓	在头部，耳前鬓角发际后缘与耳尖水平线的交点处
	GB8	率谷	在头部，耳尖直上入发际 1.5 寸
	GB9	天冲	在头部，耳根后缘直上，入发际 2 寸
	GB10	浮白	在头部，耳后乳突的后上方，从天冲至完骨的弧形连线的上 1/3 与下 2/3 的交点处
	GB11	头窍阴	在头部，耳后乳突的后上方，从天冲至完骨的弧形连线的上 2/3 与下 1/3 的交点处
	GB12	完骨	在头部，耳后乳突的后下方凹陷处
	GB13	本神	在头部，前发际上 0.5 寸，头正中线旁开 3 寸
	GB14	阳白	在头部，眉上 1 寸，瞳孔直上
	GB15	头临泣	在头部，前发际上 0.5 寸，瞳孔直上
	GB16	目窗	在头部，前发际上 1.5 寸，瞳孔直上

分部	代码	穴名	位置
头部	GB17	正营	在头部,前发际直上 2.5 寸,瞳孔直上
	GB18	承灵	在头部,前发际直上 4 寸,瞳孔直上
	GB19	脑空	在头部,横平枕外隆凸的上缘,风池直上
项部	GB20	风池	在颈后区,枕骨之下,胸锁乳突肌上端与斜方肌上端之间的凹陷中
肩部	GB21	肩井	在肩胛区,第 7 颈椎棘突与肩峰最外侧点连线的中点
胸胁部	GB22	渊腋	在胸外侧区,第 4 肋间隙中,腋中线上
	GB23	辄筋	在胸外侧区,第 4 肋间隙中,腋中线前 1 寸
	GB24	日月	在胸部,第 7 肋间隙中,前正中线旁开 4 寸
侧腰部	GB25	京门	在侧腹部,第 12 肋骨游离缘的下际
	GB26	带脉	在侧腹部,第 11 肋骨游离端垂线与脐水平线的交点上
	GB27	五枢	在下腹部,横平脐下 3 寸,髂前上棘内侧
	GB28	维道	在下腹部,髂前上棘内下 0.5 寸
臀胯部	GB29	居髎	在臀区,髂前上棘与股骨大转子最凸点连线的中点处
	GB30	环跳	在臀区,股骨大转子最凸点与骶管裂孔连线的外 1/3 与内 2/3 交点处
大腿部	GB31	风市	在股部,直立垂手,掌心贴于大腿时,中指尖所指凹陷中,髂胫束后缘
	GB32	中渎	在股部,腘横纹上 7 寸,髂胫束后缘
膝部	GB33	膝阳关	在膝部,股骨外上髁后上缘,股二头肌腱与髂胫束之间的凹陷中
小腿部	GB34	阳陵泉	在小腿外侧,腓骨头前下方凹陷中
	GB35	阳交	在小腿外侧,外踝尖上 7 寸,腓骨后缘
	GB36	外丘	在小腿外侧,外踝尖上 7 寸,腓骨前缘,平阳交
	GB37	光明	在小腿外侧,外踝尖上 5 寸,腓骨前缘
	GB38	阳辅	在小腿外侧,外踝尖上 4 寸,腓骨前缘
	GB39	悬钟	在小腿外侧,外踝尖上 3 寸,腓骨前缘
踝部	GB40	丘墟	在踝区,外踝的前下方,趾长伸肌腱的外侧凹陷中
足部	GB41	足临泣	在足背,第 4、5 跖骨底结合部的前方,第 5 趾长伸肌腱外侧凹陷中
	GB42	地五会	在足背,第 4、5 跖骨间,第 4 跖趾关节近端凹陷中
	GB43	侠溪	在足背,第 4、5 趾间,趾蹼缘后方赤白肉际处
	GB44	足窍阴	在足趾,第 4 趾末节外侧,趾甲角侧后方 0.1 寸(指寸)

第六章

足三阴经腧穴定位

第一节　足太阴脾经腧穴定位

（Points of Spleen Meridian of Foot-Taiyin，SP）

一、足太阴脾经腧穴定位详解

本经腧穴分布在足大趾内侧、内踝前、下肢内侧、腹胸部第三侧线。起于隐白，止于大包，左右各 21 穴（图 6-1）。

1. **隐白**　Yǐnbái (SP1)

【位置】在足趾，大趾末节内侧，趾甲角侧后方 0.1 寸（指寸）（图 6-2）。

> 隐白取穴要点：
> ①足大趾内侧趾甲角侧后方 0.1 寸，相当于沿爪甲内侧画一直线与爪甲基底缘水平线交点处取穴。
> ②趾甲角、趾甲根、趾甲根角的概念与位置：趾甲角应为趾甲侧缘与趾甲上缘（近心端水平缘）所形成的夹角。趾甲根应为趾甲近心端水平缘生于肉中的部分，即爪甲基底缘；趾甲根角即趾甲侧缘与趾甲根形成的夹角。

2. **大都**　Dàdū (SP2)

【位置】在足趾，第 1 跖趾关节远端赤白肉际凹陷中（图 6-2）。

3. **太白**　Tàibái (SP3)

【位置】在跖区，第 1 跖趾关节近端赤白肉际凹陷中（图 6-2）。

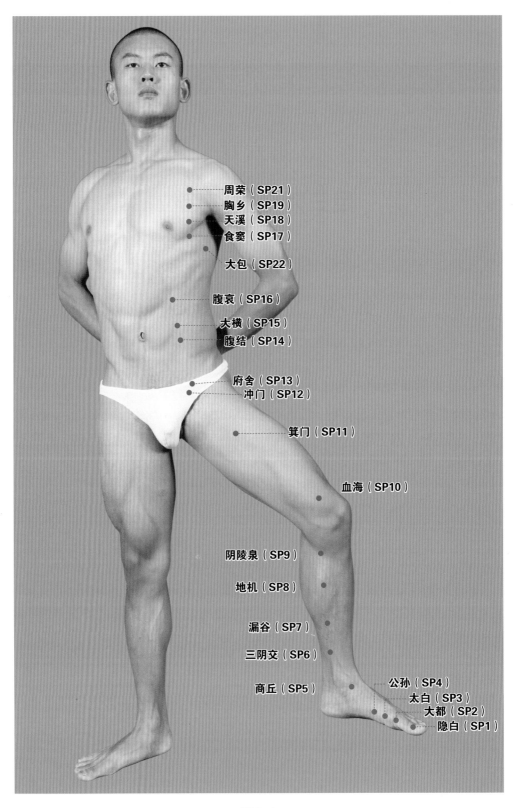

周荣（SP21）
胸乡（SP19）
天溪（SP18）
食窦（SP17）

大包（SP22）

腹哀（SP16）
大横（SP15）
腹结（SP14）

府舍（SP13）
冲门（SP12）

箕门（SP11）

血海（SP10）

阴陵泉（SP9）

地机（SP8）

漏谷（SP7）

三阴交（SP6）

商丘（SP5）

公孙（SP4）
太白（SP3）
大都（SP2）
隐白（SP1）

图 6-1

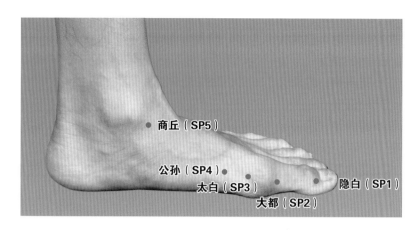

图 6-2

大都、太白取穴要点：大脚趾后方内侧突起的骨为第 1 跖趾关节，大都、太白二穴分别在第 1 跖趾关节内侧的前缘、后缘赤白肉际凹陷处。取穴时，以手拇指指腹沿着足大趾内侧由前向后推，挡手处为跖趾关节前缘，前缘凹陷处为大都穴；沿着第 1 跖骨内侧继续向前推，越过骨后为跖趾关节后缘，后缘凹陷处为太白穴。二穴均在赤白肉际上。

4. **公孙**　Gōngsūn (SP4)

【位置】在跖区，第 1 跖骨底的前下缘赤白肉际处（图 6-2）。

公孙取穴要点：沿太白穴（SP3）向后推，挡手的骨突即是第 1 跖骨底，其前下缘凹陷处即是公孙穴，当赤白肉际上。

5. **商丘**　Shāngqiū (SP5)

【位置】在踝区，内踝前下方，舟骨粗隆与内踝尖连线中点凹陷中（图 6-2）。

商丘取穴要点：

①杨甲三取穴经验：内踝前下缘凹陷处，即在内踝前缘引直线与内踝下缘引水平线的交点处。

②本穴与足少阳胆经丘墟（GB40）位置相对应，丘墟穴在外踝的前下方凹陷处。

6. 三阴交　Sānyīnjiāo (SP6)

【位置】在小腿内侧，内踝尖上3寸，胫骨内侧缘后际（图6-3）。

7. 漏谷　Lòugǔ (SP7)

【位置】在小腿内侧，内踝尖上6寸，胫骨内侧缘后际（图6-3）。

8. 地机　Dìjī (SP8)

【位置】在小腿内侧，阴陵泉（SP9）下3寸，胫骨内侧缘后际（图6-3）。

9. 阴陵泉　Yīnlíngquán (SP9)

【位置】在小腿内侧，胫骨内侧髁下缘与胫骨内侧缘之间的凹陷中（图6-3）。

三阴交、漏谷、地机、阴陵泉取穴要点：脾经小腿部4穴均位于胫骨内侧缘后际（即胫骨内侧面后缘），其中三阴交在内踝尖上3寸，漏谷在内踝尖上6寸，地机在阴陵泉下3寸，阴陵泉在胫骨内侧髁下缘与胫骨内侧缘之间的凹陷中。取穴时，用拇指指腹沿胫骨内侧缘由下往上推，至胫骨上端挡手处即胫骨内侧髁下缘，拐角凹陷处即阴陵泉穴。内踝尖即内踝的最高点，各穴以胫骨内侧髁下缘（阴陵泉）至内踝尖13寸等分折量定取。

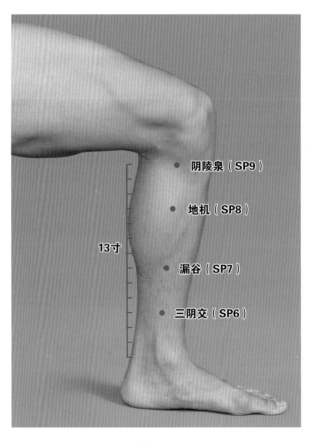

图 6-3

10. 血海　Xuèhǎi (SP10)

【位置】在股前区，髌底内侧端上 2 寸，股内侧肌隆起处（图 6-4）。

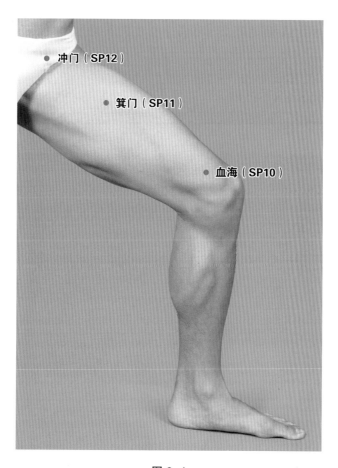

冲门（SP12）

箕门（SP11）

血海（SP10）

图 6-4

血海取穴要点：

①绷大腿时，在膝内侧上方可见一隆起的肌肉，即股内侧肌隆起处。肌肉不明显时可绷腿显示，其高点处即血海穴。

②简便取穴法：医者将掌心放置于髌骨上（拇指向内侧方向），拇指外展约45 度角，拇指尖端所对处即本穴。

11. 箕门　Jīmén (SP11)

【位置】在股前区，髌底内侧端与冲门（SP12）的连线上 1/3 与下 2/3 交点，长收肌和缝匠肌交角的动脉搏动处（图 6-4）。

箕门取穴要点：长收肌和缝匠肌在体表不易摸到，故取穴时可以股骨内上髁上缘（髌底水平）到耻骨联合上缘（冲门水平）18 寸 3 等分折量，本穴在髌底内侧端与冲门（SP12）的连线上 1/3 与下 2/3 交点处。冲门穴平耻骨联合上缘，距腹中线 3.5 寸。

12. 冲门　Chōngmén (SP12)

【位置】在腹股沟区，腹股沟斜纹中，髂外动脉搏动处的外侧（图 6-5）。

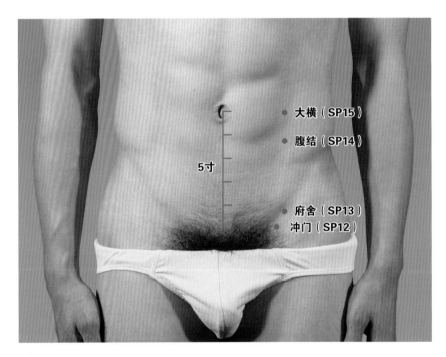

图 6-5

冲门取穴要点：本穴平耻骨联合上缘，距腹中线 3.5 寸。可以两乳之间 8 寸等分折量定取。

13. 府舍　Fǔshè (SP13)

【位置】在下腹部，脐中下 4.3 寸，前正中线旁开 4 寸（图 6-5）。

府舍取穴要点：府舍在脐中下 4.3 寸，可以脐中到耻骨联合上缘 5 寸折量定取，以两乳之间 8 寸折量定取前正中线旁开 4 寸。

14. 腹结　Fùjié (SP14)

【位置】在下腹部，脐中下1.3寸，前正中线旁开4寸（图6-5）。

> 杨甲三取穴经验：平脐，旁开中线4寸取大横穴，大横穴直下1.3寸为腹结穴。以脐中到耻骨联合上缘5寸折量定取大横下1.3寸，以两乳之间8寸折量定取前正中线旁开4寸。

15. 大横　Dàhéng (SP15)

【位置】在腹部，脐中旁开4寸（图6-5）。

16. 腹哀　Fùāi (SP16)

【位置】在上腹部，脐中上3寸，前正中线旁开4寸（图6-6）。

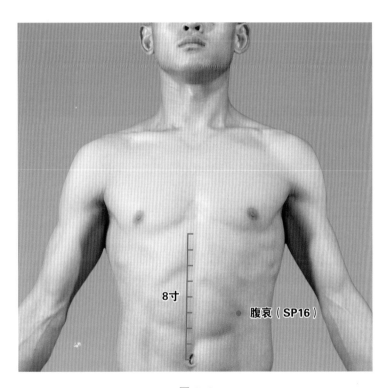

图6-6

> 腹哀取穴要点：脾经腹部府舍、腹结、大横、腹哀均旁开前正中线4寸。腹哀与任脉建里（CV11）穴相水平，建里在脐上3寸处。

17. 食窦　Shídòu (SP17)

【位置】在胸部，第5肋间隙，前正中线旁开6寸（图6-7）。

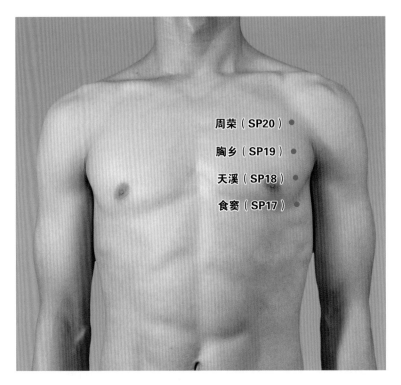

周荣（SP20）

胸乡（SP19）

天溪（SP18）

食窦（SP17）

图 6-7

18. **天溪** Tiānxī (SP18)

【位置】在胸部，第 4 肋间隙，前正中线旁开 6 寸（图 6-7）。

19. **胸乡** Xiōngxiāng (SP19)

【位置】在胸部，第 3 肋间隙，前正中线旁开 6 寸（图 6-7）。

20. **周荣** Zhōuróng (SP20)

【位置】在胸部，第 2 肋间隙，前正中线旁开 6 寸（图 6-7）。

脾经胸部穴取穴要点：脾经胸部穴均旁开前正中线 6 寸，各穴位于肋间隙中。胸骨角连第 2 肋，平第 2 肋间隙，其余肋间隙可以此定取；横寸可以肩胛骨喙突内侧缘到前正中线间 6 寸确定。其中食窦在第 5 肋间隙，横平内侧的乳根（ST18）、步廊（KI22）、中庭（CV16）；天溪在第 4 肋间隙，横平内侧的乳中（ST17）、神封（KI23）、膻中（CV17）；胸乡在第 3 肋间隙，横平内侧的膺窗（ST16）、灵墟（KI24）、玉堂（CV18）；周荣在第 2 肋间隙，横平内侧的屋翳（ST15）、神藏（KI25）、紫宫（CV19）。各穴与同肋间隙穴位的分布应与相应的肋间隙弧度相应。

21. **大包** Dàbāo (SP21)

【位置】在胸外侧区，第 6 肋间隙，在腋中线上（图 6-8）。

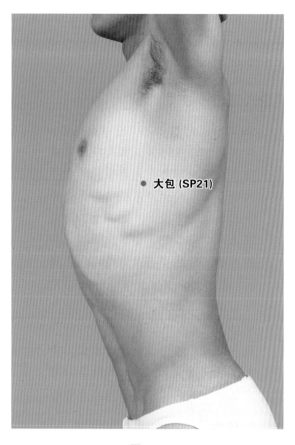

大包 (SP21)

图 6-8

大包取穴要点：

①腋中线的标志：经腋窝中点所做的垂线即是腋中线。

②第 6 肋间隙的标志：一般乳头在第 4 肋间隙，乳下 2 肋即是第 6 肋间隙，故可从乳头下 2 肋沿肋间隙往后摸，腋中线上取大包穴。女性乳头不在第 4 肋间隙时，可在腋下 6 寸腋中线上取大包穴。取穴时举臂，腋窝中点到季肋（十一肋端水平）是 12 寸，中点处即是 6 寸。注意以这种方法定位时必须在举臂体位时，腋下 6 寸和第 6 肋间隙方能吻合。

二、杨甲三教授取穴经验

趾尖部穴位在爪甲根角取。如隐白在足大趾爪甲角内侧的根部。

跖趾关节部穴位在跖趾关节前后取。如大都、太白在第一跖趾关节内侧前、后取。

踝部穴位在内踝前下方取。如商丘在内踝前下凹陷中取。

小腿部穴位在骨边、横指取。如三阴交、阴陵泉二穴在胫骨边上；漏谷、地机二穴旁开胫骨后缘一横指。

膝关节部穴位在骨髁下方取。如阴陵泉在胫骨内侧髁下缘取。

腹部穴均旁开前正中线 4 寸。

胸部穴均旁开前正中线 6 寸。

三、足太阴脾经腧穴定位歌诀

SP 二一是脾经，起于隐白大包终，
脾胃肠腹泌尿好，五脏生殖血舌病，
隐白大趾内甲角，大都节前陷中寻，
太白节后白肉际，基底前下是公孙，
商丘内踝前下找，踝上三寸三阴交，
踝上六寸漏谷是，陵下三寸地机朝，
膝内辅下阴陵泉，血海股内肌头间，
箕门髌底冲门连，髌上三分之二见，
冲门曲骨三五偏，冲上斜七府舍连，
腹结大横下寸三，脐旁四寸大横穴，
腹哀建里旁四寸，中庭旁六食窦全，
天溪胸乡周荣上，四肋三肋二肋间，
大包腋下方六寸，腋中线上六肋间。

四、足太阴脾经腧穴总表

表 6-1　足太阴脾经腧穴总表

分部	代号	穴名	位置
足部	SP1	隐白	在足趾,大趾末节内侧,趾甲角侧后方 0.1 寸(指寸)
	SP2	大都	在足趾,第 1 跖趾关节远端赤白肉际凹陷中
	SP3	太白	在跖区,第 1 跖趾关节近端赤白肉际凹陷中
	SP4	公孙	在跖区,第 1 跖骨底的前下缘赤白肉际处
踝部	SP5	商丘	在踝区,内踝前下方,舟骨粗隆与内踝尖连线中点凹陷中
小腿内侧	SP6	三阴交	在小腿内侧,内踝尖上 3 寸,胫骨内侧缘后际
	SP7	漏谷	在小腿内侧,内踝尖上 6 寸,胫骨内侧缘后际
	SP8	地机	在小腿内侧,阴陵泉下 3 寸,胫骨内侧缘后际
	SP9	阴陵泉	在小腿内侧,胫骨内侧髁下缘与胫骨内侧缘之间的凹陷中
大腿部	SP10	血海	在股前区,髌底内侧端上 2 寸,股内侧肌隆起处
	SP11	箕门	在股前区,髌底内侧端与冲门(SP12)的连线上 1/3 与下 2/3 交点,长收肌和缝匠肌交角的动脉搏动处

分部	代号	穴名	位置
腹股沟区	SP12	冲门	在腹股沟区,腹股沟斜纹中,髂外动脉搏动处的外侧
下腹部	SP13	府舍	在下腹部,脐中下 4.3 寸,前正中线旁开 4 寸
	SP14	腹结	在下腹部,脐中下 1.3 寸,前正中线旁开 4 寸
脐部	SP15	大横	在腹部,脐中旁开 4 寸
上腹部	SP16	腹哀	在上腹部,脐中上 3 寸,前正中线旁开 4 寸
胸部	SP17	食窦	在胸部,第 5 肋间隙,前正中线旁开 6 寸
	SP18	天溪	在胸部,第 4 肋间隙,前正中线旁开 6 寸
	SP19	胸乡	在胸部,第 3 肋间隙,前正中线旁开 6 寸
	SP20	周荣	在胸部,第 2 肋间隙,前正中线旁开 6 寸
侧胸部	SP21	大包	在胸外侧区,第 6 肋间隙,在腋中线上

第二节　足少阴肾经腧穴定位

（Points of Kidney Meridian of Foot-Shaoyin，KI）

一、足少阴肾经腧穴定位详解

本经腧穴分布在足心、内踝后、跟腱前缘、下肢内侧面后缘、腹部、胸部。起于涌泉,止于俞府,左右各 27 穴（图 6-9）。

1. **涌泉**　Yǒngquán (KI1)

【位置】在足底,屈足卷趾时足心最凹陷中（图 6-10）。

> 涌泉取穴要点:卧位或伸腿坐位,约当足底第 2、3 趾蹼缘与足跟正中连线的前 1/3 与后 2/3 交点凹陷中。

2. **然谷**　Rángǔ (KI2)

【位置】在足内侧,足舟骨粗隆下方,赤白肉际处（图 6-11）。

> 然谷取穴要点:足内踝前下方有一隆起之高骨,即是舟骨粗隆,然谷位于舟骨粗隆下缘之赤白肉际处。

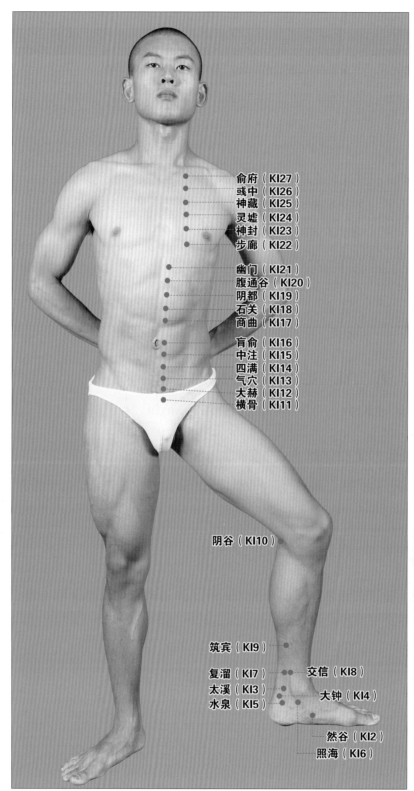

俞府（KI27）
彧中（KI26）
神藏（KI25）
灵墟（KI24）
神封（KI23）
步廊（KI22）

幽门（KI21）
腹通谷（KI20）
阴都（KI19）
石关（KI18）
商曲（KI17）

肓俞（KI16）
中注（KI15）
四满（KI14）
气穴（KI13）
大赫（KI12）
横骨（KI11）

阴谷（KI10）

筑宾（KI9）
复溜（KI7）   交信（KI8）
太溪（KI3）   大钟（KI4）
水泉（KI5）
然谷（KI2）
照海（KI6）

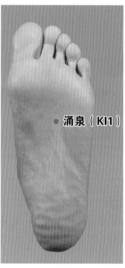

涌泉（KI1）

图 6-9

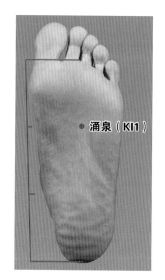

图 6-10

3. 太溪 Tàixī (KI3)

【位置】在踝区，内踝尖与跟腱之间的凹陷中（图 6-11）。

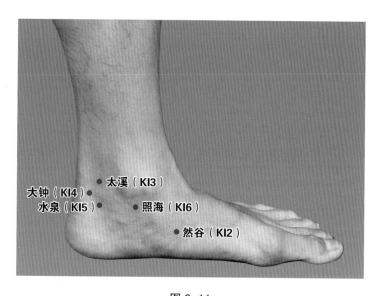

图 6-11

太溪取穴要点：内踝尖即内踝最高点，内踝尖与跟腱（注意：这里指跟腱的后缘）之间的凹陷处即是太溪穴。太溪穴与膀胱经昆仑穴（GL60）相对应，昆仑在外踝尖与跟腱之间。

4. 大钟 Dàzhōng (KI4)

【位置】在跟区，内踝后下方，跟骨上缘，跟腱附着部前缘凹陷中（图 6-11）。

5. 水泉 Shuǐquán (KI5)

【位置】在跟区，太溪（KI3）直下 1 寸，跟骨结节内侧凹陷中（图 6-11）。

> 大钟、水泉取穴要点：内踝尖到足底的骨度分寸是 3 寸，太溪直下 1 寸是水泉穴，大钟在太溪下 0.5 寸，即太溪与水泉之间，跟腱前缘，恰在跟腱附着部前缘凹陷中。

6. 照海 Zhàohǎi (KI6)

【位置】在踝区，内踝尖下 1 寸，内踝下缘边际凹陷中（图 6-11）。

> 照海取穴要点：由内踝尖向下推至其下缘凹陷中，与膀胱经申脉穴（GL62）内外相对应。申脉在外踝尖直下，外踝下缘凹陷中。

7. 复溜 Fùliū (KI7)

【位置】在小腿内侧，内踝尖上 2 寸，跟腱的前缘（图 6-12）。

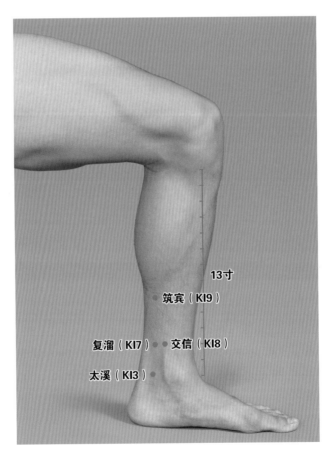

图 6-12

8. 交信 Jiāoxìn (KI8)

【位置】在小腿内侧，内踝尖上 2 寸，胫骨内侧缘后际凹陷中（图 6-12）。

> 复溜、交信取穴要点：二穴均在内踝尖上 2 寸，其中复溜在跟腱前缘，交信在胫骨内侧缘后际凹陷中。以内踝尖到胫骨内侧髁下缘（阴陵泉）13 寸等分折量定取。

9. 筑宾 Zhùbīn (KI9)

【位置】在小腿内侧，太溪（KI3）直上 5 寸，比目鱼肌与跟腱之间（图 6-12）。

> 筑宾取穴要点：屈膝，小腿抗阻力绷紧，胫骨内侧缘后呈现一条明显的纵形肌肉，即比目鱼肌。筑宾在内踝尖上 5 寸，比目鱼肌与跟腱之间。筑宾与肝经蠡沟穴（LR5）相水平，蠡沟在内踝尖上 5 寸，胫骨内侧面中央凹陷中。内踝尖上 5 寸以内踝尖到胫骨内侧髁下缘（阴陵泉）13 寸等分折量定取。

10. 阴谷 Yīngǔ (KI10)

【位置】在膝后区，腘横纹上，半腱肌肌腱外侧缘（图 6-13）。

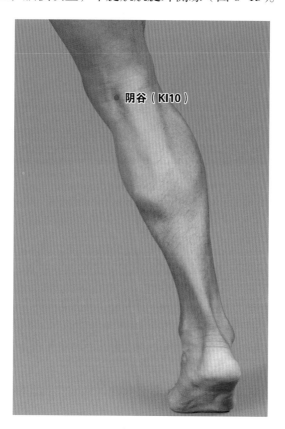

阴谷（KI10）

图 6-13

> 阴谷取穴要点：屈膝，膝内侧自腘窝中央向内触摸到的第一根肌腱是半膜肌肌腱，再往内侧紧挨着半膜肌肌腱的就是半腱肌肌腱。阴谷穴在腘横纹上，半膜肌肌腱与半腱肌肌腱之间的凹陷处。

11. 横骨　Hénggǔ (KI11)

【位置】在下腹部，脐中下 5 寸，前正中线旁开 0.5 寸（图 6-14）。

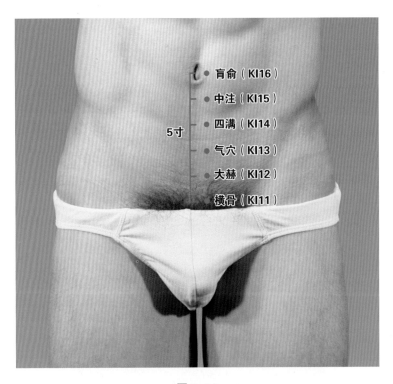

肓俞（KI16）
中注（KI15）
四满（KI14）
气穴（KI13）
大赫（KI12）
横骨（KI11）

5寸

图 6-14

12. 大赫　Dàhè (KI12)

【位置】在下腹部，脐中下 4 寸，前正中线旁开 0.5 寸（图 6-14）。

13. 气穴　Qìxué (KI13)

【位置】在下腹部，脐中下 3 寸，前正中线旁开 0.5 寸（图 6-14）。

14. 四满　Sìmǎn (KI14)

【位置】在下腹部，脐中下 2 寸，前正中线旁开 0.5 寸（图 6-14）。

15. 中注　Zhōngzhù (KI15)

【位置】在下腹部，脐中下 1 寸，前正中线旁开 0.5 寸（图 6-14）。

16. 肓俞　Huāngshū (KI16)

【位置】在腹部，脐中旁开 0.5 寸（图 6-14）。

肾经小腹部穴取穴要点：

①肾经小腹部穴均旁开前正中线0.5寸，上下穴相隔1寸。其中横骨与耻骨联合上缘相水平，脐中下4寸水平是大赫，脐中下3寸水平是气穴，脐中下2寸水平是四满，脐中下1寸水平是中注，平脐中是肓俞。腹部横寸以两乳之间8寸、竖寸以脐中到耻骨联合上缘5寸等分折量定取，因此可将横骨穴与肓俞穴按5寸等分折量定取其余小腹部穴位。

②任脉在人体前正中线上，肾经、胃经、脾经在腹部分别旁开前正中线0.5寸、2寸、4寸。与耻骨联合上缘相水平的穴位有曲骨（CV2）、横骨（KI11）、气冲（ST30）、急脉（LR12）、冲门（SP12）；脐中下4寸水平的穴位有中极（CV3）、大赫（KI12）、归来（ST29）；脐中下3寸水平的穴位有关元（CV4）、气穴（KI13）、水道（ST28）；脐中下2寸水平的穴位有石门（CV5）、四满（KI14）、大巨（ST27）；脐中下1寸水平的穴位有阴交（CV6）、中注（KI15）、外陵（ST26）；与脐中相水平的穴位是神阙（CV7）、肓俞（KI16）、天枢（ST25）、大横（SP15）、带脉（GB26）。

17. 商曲　Shāngqū (KI17)

【位置】在上腹部，脐中上2寸，前正中线旁开0.5寸（图6–15）。

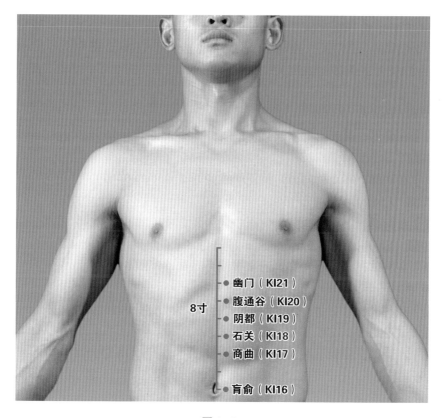

8寸
幽门（KI21）
腹通谷（KI20）
阴都（KI19）
石关（KI18）
商曲（KI17）
肓俞（KI16）

图 6–15

18. 石关 Shíguān (KI18)

【位置】在上腹部，脐中上 3 寸，前正中线旁开 0.5 寸（图 6-15）。

19. 阴都 Yīndū (KI19)

【位置】在上腹部，脐中上 4 寸，前正中线旁开 0.5 寸（图 6-15）。

20. 腹通谷 Fùtōnggǔ (KI20)

【位置】在上腹部，脐中上 5 寸，前正中线旁开 0.5 寸（图 6-15）。

21. 幽门 Yōumén (KI21)

【位置】在上腹部，脐中上 6 寸，前正中线旁开 0.5 寸（图 6-15）。

 肾经上腹部穴取穴要点：

①肾经上腹部穴均旁开前正中线 0.5 寸，上下穴相隔 1 寸。胸剑联合到脐中是 8 寸，商曲穴在脐中上 2 寸，幽门在脐中上 6 寸，二穴旁开前正中线 0.5 寸。商曲与幽门的中点是阴都，阴都与幽门的中点是腹通谷（注：足太阳膀胱经有足通谷穴，在第 5 跖趾关节前缘，赤白肉际处），商曲与阴都中点是石关穴。

②任脉在人体前正中线上，肾经、胃经、脾经在腹部分别旁开前正中线 0.5 寸、2 寸、4 寸。脐中上 2 寸水平的穴有下脘（CV10）、商曲（KI17）、太乙（ST23）；脐中上 3 寸水平的穴有建里（CV11）、石关（KI18）、关门（ST22）、腹哀（SP16）；脐中上 4 寸水平的穴有中脘（CV12）、阴都（KI19）、梁门（ST21）；脐中上 5 寸水平的穴有上脘（CV13）、腹通谷（KI20）、承满（ST20）；脐中上 6 寸水平的穴有巨阙（CV14）、幽门（KI21）、不容（ST19）。

22. 步廊 Bùláng (KI22)

【位置】在胸部，第 5 肋间隙，前正中线旁开 2 寸（图 6-16）。

23. 神封 Shénfēng (KI23)

【位置】在胸部，第 4 肋间隙，前正中线旁开 2 寸（图 6-16）。

24. 灵墟 Língxū (KI24)

【位置】在胸部，第 3 肋间隙，前正中线旁开 2 寸（图 6-16）。

25. 神藏 Shéncáng (KI25)

【位置】在胸部，第 2 肋间隙，前正中线旁开 2 寸（图 6-16）。

26. 彧中 Yùzhōng (KI26)

【位置】在胸部，第 1 肋间隙，前正中线旁开 2 寸（图 6-16）。

27. 俞府 Shūfǔ (KI27)

【位置】在胸部，锁骨下缘，前正中线旁开 2 寸（图 6-16）。

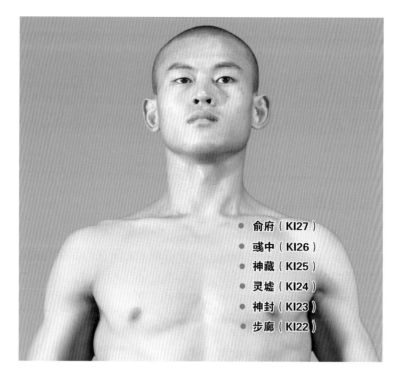

俞府（KI27）
彧中（KI26）
神藏（KI25）
灵墟（KI24）
神封（KI23）
步廊（KI22）

图 6-16

肾经胸部穴取穴要点：

①足少阴肾经在胸部有步廊、神封、灵墟、神藏、彧中、俞府 6 穴，它们均距前正中线 2 寸，位于肋间隙中，上下相隔一肋。其中俞府位于第 1 肋上锁骨下的间隙中，步廊、神封、灵墟、神藏、彧中分别位于第 5、4、3、2、1 肋间隙中。

②距前正中线 2 寸的确定：两乳之间 8 寸，一侧乳头到胸正中线是 4 寸，再等分可确定 2 寸的距离。有些女性乳房下垂，尤其在卧位时乳头即偏外，应以锁骨中线到胸正中线作为 4 寸来等分。锁骨中线即以锁骨中点引的垂直线。

③胸骨角标志及肋间隙确定：胸骨角是胸骨柄与胸骨体的结合部，在体表微向前凸起，胸骨角连接第 2 肋，是计数肋骨的体表标志。取穴时可从胸骨上窝沿胸骨正中往下捋，摸到的一个骨性突起即是胸骨角，于胸骨角水平确定第 2 肋，其下为第 2 肋间隙，其余肋间隙可以此上下确定。男性可以乳头定第 4 肋间隙，再以此确定其余肋间隙。

④任脉在人体前正中线上，肾经、胃经、脾经在胸部分别旁开前正中线 2 寸、4 寸、6 寸。在锁骨下第 1 肋上间隙或与之相水平的穴位有璇玑（CV21）、俞府（KI27）、气户（ST13）、云门（LU2）；在第 1 肋间隙或与之相水平的穴位有华盖（CV20）、彧中 KI26、库房（ST14）、中府（LU1）；在第 2 肋间隙或与之相水平

的穴位有紫宫（CV19）、神藏（KI25）、屋翳（ST15）、周荣（SP20）；在第3肋间隙或与之相水平的穴位有玉堂（CV18）、灵墟（KI24）、膺窗（ST16）、胸乡（SP21）；在第4肋间隙或与之相水平的穴位有膻中（CV17）、神封（KI23）、乳中（ST17）、天池（PC1）、天溪（SP20）；在第5肋间隙或与之相水平的穴位有中庭（CV16）、步廊（KI22）、乳根（ST18）、食窦（SP19）。各穴与同肋间隙穴位的分布应与相应的肋间隙弧度相应。

二、杨甲三教授取穴经验

足部穴位在足心取。如涌泉在足心。

踝部穴位在踝下、踝后取。如照海在内踝下缘取；太溪在内踝尖与跟腱之间凹陷中。

小腿部穴位在筋边取。如大钟、复溜、筑宾都在筋（即跟腱）边取。

膝关节部穴位在骨髁后方取。如阴谷在股骨内上髁后方，腘横纹上，半膜肌腱与半腱肌腱之间取。

腹部穴均旁开前正中线 0.5 寸。

胸部穴均旁开前正中线 2 寸。

三、足少阴肾经腧穴定位歌诀

KI 二十七肾经属，起于涌泉止俞府，
肝心脾肺膀胱肾，肠腹泌尿生殖喉。
足心凹陷是涌泉，舟骨之下取然谷，
太溪内踝跟腱间，大钟溪泉稍后主，
水泉太溪下一寸，照海踝下凹陷处，
复溜踝上二寸取，交信溜前胫骨后，
踝上五寸寻筑宾，膝内两筋取阴谷，
从腹中线开半寸，横骨平取曲骨沿，
大赫气穴并四满，中注肓俞平脐看，
商曲又凭下脘取，石关阴都通谷言，
幽门适当巨阙侧，诸穴相距一寸连，
再从中线开二寸，诸穴均在肋隙间，
步廊却近中庭穴，神封灵墟神藏间，
彧中俞府平璇玑，都隔一肋仔细研。

四、足少阴肾经腧穴总表

表 6-2　足少阴肾经腧穴总表

分部	代号	穴名	位置
足踝部	KI1	涌泉	在足底,屈足卷趾时足心最凹陷中。约当足底第 2、3 趾蹼缘与足跟连线的前 1/3 与后 2/3 交点凹陷中
	KI2	然骨	在足内侧,足舟骨粗隆下方,赤白肉际处
	KI3	太溪	在踝区,内踝尖与跟腱之间的凹陷中
	KI4	大钟	在跟区,内踝后下方,跟骨上缘,跟腱附着部前缘凹陷中
	KI5	水泉	在跟区,太溪直下 1 寸,跟骨结节内侧凹陷中
	KI6	照海	在踝区,内踝尖下 1 寸,内踝下缘边际凹陷中
小腿内侧	KI7	复溜	在小腿内侧,内踝尖上 2 寸,跟腱的前缘
	KI8	交信	在小腿内侧,内踝尖上 2 寸,胫骨内侧缘后际凹陷中
	KI9	筑宾	在小腿内侧,太溪直上 5 寸,比目鱼肌与跟腱之间
膝后区	KI10	阴谷	在膝后区,腘横纹上,半腱肌肌腱外侧缘
下腹部	KI11	横骨	在下腹部,脐中下 5 寸,前正中线旁开 0.5 寸
	KI12	大赫	在下腹部,脐中下 4 寸,前正中线旁开 0.5 寸
	KI13	气穴	在下腹部,脐中下 3 寸,前正中线旁开 0.5 寸
	KI14	四满	在下腹部,脐中下 2 寸,前正中线旁开 0.5 寸
	KI15	中注	在下腹部,脐中下 1 寸,前正中线旁开 0.5 寸
腹中部	KI16	肓俞	在腹部,脐中旁开 0.5 寸
上腹部	KI17	商曲	在上腹部,脐中上 2 寸,前正中线旁开 0.5 寸
	KI18	石关	在上腹部,脐中上 3 寸,前正中线旁开 0.5 寸
	KI19	阴都	在上腹部,脐中上 4 寸,前正中线旁开 0.5 寸
	KI20	腹通谷	在上腹部,脐中上 5 寸,前正中线旁开 0.5 寸
	KI21	幽门	在上腹部,脐中上 6 寸,前正中线旁开 0.5 寸
胸部	KI22	步廊	在胸部,第 5 肋间隙,前正中线旁开 2 寸
	KI23	神封	在胸部,第 4 肋间隙,前正中线旁开 2 寸
	KI24	灵墟	在胸部,第 3 肋间隙,前正中线旁开 2 寸
	KI25	神藏	在胸部,第 2 肋间隙,前正中线旁开 2 寸
	KI26	或中	在胸部,第 1 肋间隙,前正中线旁开 2 寸
	KI27	俞府	在胸部,锁骨下缘,前正中线旁开 2 寸

第三节　足厥阴肝经腧穴定位

（Points of Liver Meridian of Foot-Jueyin，LR）

一、足厥阴肝经腧穴定位详解

本经腧穴分布在足大趾外侧、足大趾与次趾间，内踝前，下肢内侧面中央缘，侧腹部及胸部。起于大敦，止于期门，左右各 14 穴（图 6-17）。

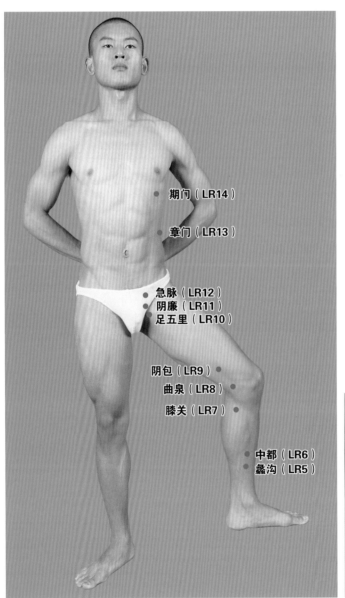

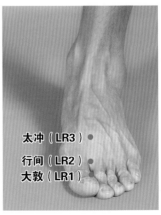

图 6-17

1. **大敦**　Dàdūn (LR1)

【位置】在足趾，大趾末节外侧，趾甲角侧后方 0.1 寸（指寸）（图 6-18）。

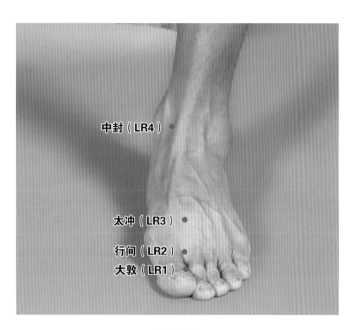

图 6-18

　大敦取穴要点：

①足大趾外侧趾甲角侧后方（即沿角平分线方向）0.1 寸，相当于沿爪甲外侧画一直线与爪甲基底缘水平线交点处取穴。

②趾甲角、趾甲根、趾甲根角的概念与位置：见隐白穴。

2. **行间**　Xíngjiān (LR2)

【位置】在足背，当第 1、2 趾间，趾蹼缘后方赤白肉际处（图 6-18）。

3. **太冲**　Tàichōng (LR3)

【位置】在足背，第 1、2 跖骨之间，跖骨底结合部前方的凹陷中，或触及动脉搏动（图 6-18）。

太冲取穴要点：用拇指指腹沿着足背第 1、2 跖骨之间的远端向近端推，至两跖骨底结合部的前方凹陷处。

4. 中封　Zhōngfēng (LR4)

【位置】在踝区，内踝前，胫骨前肌腱的内侧缘凹陷中（图 6-19）。

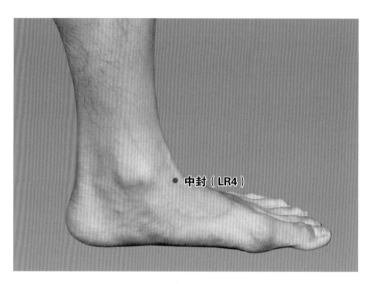

中封（LR4）

图 6-19

中封取穴要点：

①胫骨前肌肌腱、跗长伸肌腱、趾长伸肌腱的鉴别：足踝前有明显的三根肌腱，从内侧到外侧依次是胫骨前肌肌腱、跗长伸肌腱、趾长伸肌腱。当足趾上跷时，足踝前面最明显的肌腱就是跗长伸肌腱，动大脚趾时可见跗长伸肌腱的活动；趾长伸肌腱在跗长伸肌腱的外侧，是由第 2、3、4 趾伸肌肌腱包在一个腱鞘中形成；胫骨前肌肌腱在跗长伸肌腱的内侧，比较粗大，止于第 1 跖骨底和内侧楔骨内侧面，当足踝内翻时可显现。

②中封与内踝尖同水平，在胫骨前肌腱的内侧缘凹陷中，或在商丘（SP5）与解溪（ST40）之间。

5. 蠡沟　Lígōu (LR5)

【位置】在小腿内侧，内踝尖上 5 寸，胫骨内侧面的中央（图 6-20）。

6. 中都　Zhōngdū (LR6)

【位置】在小腿内侧，内踝尖上 7 寸，胫骨内侧面的中央（图 6-20）。

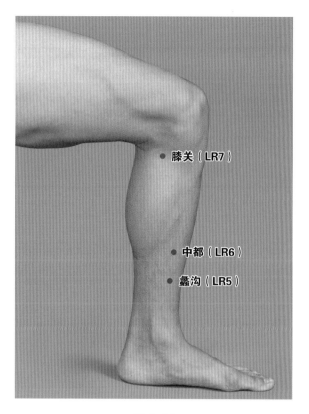

图 6-20

　蠡沟、中都取穴要点：二穴均在胫骨内侧面的中央。取穴时以拇指指腹沿胫骨内侧面中央自下而上推，可以触摸到一个小长沟状凹陷，蠡沟在其中。蠡沟在内踝尖上 5 寸，中都在内踝尖上 7 寸，二穴以胫骨内侧髁下缘（阴陵泉）至内踝尖 13 寸等分折量定取。

7. **膝关**　Xīguān (LR7)

【位置】在膝部，胫骨内侧髁的下方，阴陵泉后 1 寸（图 6-20）。

杨甲三取穴经验：胫骨内侧髁起点斜后 1 寸，骨边。

8. **曲泉**　Qūquán (LR8)

【位置】在膝部，腘横纹内侧端，半腱肌肌腱内缘凹陷中（图 6-21）。

曲泉取穴要点：

①屈膝，在膝内侧可见一明显的凹陷，中央即是本穴。

②杨甲三取穴经验：股骨内上髁上缘与半膜肌之间的凹陷。

9. 阴包　Yīnbāo (LR9)

【位置】在股前区，髌底上 4 寸，股薄肌与缝匠肌之间（图 6-21）。

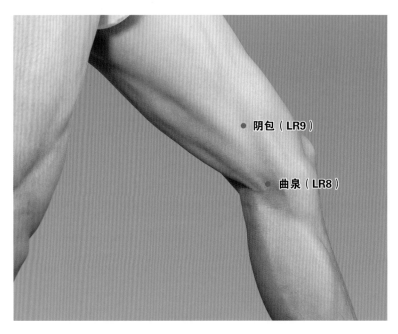

图 6-21

> 　　阴包取穴要点：缝匠肌是人体最长的肌，起自髂前上棘，斜向内下方，经膝关节内侧，止于胫骨上端内侧面。将膝关节伸直时，在大腿内侧触摸到一块扁长的肌肉，就是缝匠肌。阴包穴在髌底上 4 寸，缝匠肌的下缘。髌底到耻骨联合上缘的骨度分寸是 18 寸，可 3 等分后再定 4 寸。

10. 足五里　Zúwǔlǐ (LR10)

【位置】在股前区，气冲（ST30）直下 3 寸，动脉搏动处（图 6-22）。

11. 阴廉　Yīnlián (LR11)

【位置】在股前区，气冲（ST30）直下 2 寸（图 6-22）。

12. 急脉　Jímài (LR12)

【位置】在腹股沟区，横平耻骨联合上缘，前正中线旁开 2.5 寸（图 6-22）。

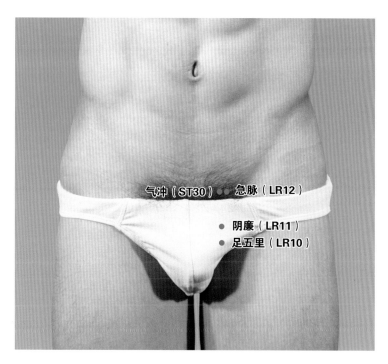

图 6-22

足五里、阴廉、急脉的取穴要点：

①肝经在大腿根部有足五里、阴廉、急脉三穴，均可以气冲穴为标志定取。气冲是足阳明胃经穴位，横平耻骨联合上缘，旁开前正中线 2 寸，急脉横平耻骨联合上缘，前正中线旁开 2.5 寸，因此急脉在气冲外 0.5 寸处。阴廉、足五里分别在气冲穴（ST30）直下 2 寸、3 寸处，可以耻骨联合上缘到髌底 18 寸等分折量定取。

②与耻骨联合上缘相水平的穴位有曲骨（CV2）、横骨（KI11）、气冲（ST30）、急脉（LR12）、冲门（SP12）。

13. 章门 Zhāngmén (LR13)

【位置】在侧腹部，第 11 肋游离端下际（图 6-23）。

章门取穴要点：

①人体有 12 条肋骨，其中 11、12 肋骨端是游离的，故在体表容易触摸到。取穴时侧卧，以食指和中指指腹沿着肋弓下缘由前向后摸，触摸到的第一个肋骨尖端即为第 11 肋骨端，本穴当在肋骨端下缘定位。

②有些体型肥胖的人第 11 肋骨端不易摸到，可让患者放松、仰卧吸气则更容易摸到。肋骨端被摸到时往往感觉酸痛不适。

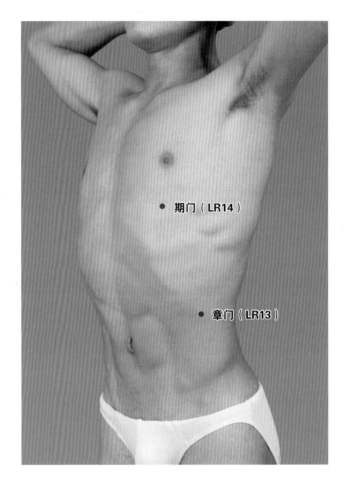

图 6-23

14. **期门**　Qīmén (LR14)

【位置】在胸部，乳头直下，第 6 肋间隙，前正中线旁开 4 寸（图 6-23）。

期门取穴要点：

①第 6 肋间隙的确定：一般男性或年轻女性乳头多位于第 4 肋间隙，两乳头之间的骨度分寸是 8 寸，故期门穴可以乳头下 2 肋来定取；有些女性乳头偏外，不位于第 4 肋间隙时，可以胸骨角平第 2 肋间隙为标志来定取第 6 肋间隙，以锁骨中线到前正中线的距离定取 4 寸，本穴在锁骨中线与第 6 肋间隙的交点处。

②日月、期门的位置关系：日月（GB24）、期门均旁开前正中线 4 寸，期门在第 6 肋间隙，日月在第 7 肋间隙。

二、杨甲三教授取穴经验

趾尖部穴位在爪甲根角取。如大敦在足大趾爪甲角外侧的根部。

跖趾关节部穴位在跖趾关节前后取。如行间、太冲在第一、二跖趾关节之间前、后取。

踝部穴位在内踝前方取。如中封在内踝前取。

小腿部穴位在骨面取。如蠡沟、中都二穴都在胫骨内侧面中间。

膝关节部穴位在骨髁上方取。如曲泉在股骨内上髁上缘取。

三、足厥阴肝经腧穴定位歌诀

LR 十四是肝经，起于大敦期门终，

肝胆脾胃前阴病，疝气妇科病亦灵。

大敦踇趾外甲角，行间纹端趾缝寻，

太冲关节后凹陷，踝前筋内取中封，

踝上五寸蠡沟穴，中都踝上七寸擒，

膝关阴陵后一寸，曲泉屈膝横纹尽，

阴包膝上方四寸，五里气冲下三寸，

阴廉气二动脉中，急脉阴旁二五分，

十一肋端下章门，乳下二肋期门寻。

四、足厥阴肝经腧穴总表

表 6-3　足厥阴肝经腧穴总表

分部	代号	穴名	位置
足部	LR1	大敦	在足趾区，在足踇趾末节外侧，趾甲角侧后方 0.1 寸（指寸）
	LR2	行间	在足背，当第 1、2 趾间，趾蹼缘后方赤白肉际处
	LR3	太冲	在足背，第 1、2 跖骨之间，跖骨底结合部前方的凹陷中，或触及动脉搏动
踝部	LR4	中封	在踝区，内踝前，胫骨前肌腱的内侧缘凹陷中
小腿部	LR5	蠡沟	在小腿内侧，内踝尖上 5 寸，胫骨内侧面的中央
	LR6	中都	在小腿内侧，内踝尖上 7 寸，胫骨内侧面的中央
膝部	LR7	膝关	在膝部，胫骨内上髁后下方，阴陵泉后 1 寸
	LR8	曲泉	在膝部，腘横纹内侧端，半腱肌肌腱内缘凹陷中
大腿部	LR9	阴包	在股前区，髌底上 4 寸，股薄肌与缝匠肌之间
	LR10	足五里	在股前区，气冲直下 3 寸，动脉搏动处
	LR11	阴廉	在股前区，气冲直下 2 寸
	LR12	急脉	在腹股沟区，横平耻骨联合上缘，前正中线旁开 2.5 寸
侧腹部	LR13	章门	在侧腹部，第 11 肋游离端下际
肋部	LR14	期门	在胸部，乳头直下，第 6 肋间隙，前正中线旁开 4 寸

第七章

经外奇穴定位

一、头颈部奇穴

1. 四神聪　Sìshéncōng (EX-HN1)

【位置】在头部，百会（GV20）前、后、左、右各旁开1寸，共4穴（图7-1）。

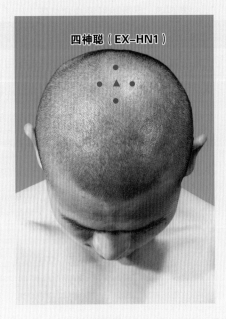

四神聪（EX-HN1）

图 7-1

> 四神聪取穴要点：取穴时可先定位百会穴（GV20），再取其前、后、左、右各1寸处的各点。后神聪在前后发际正中连线的中点处，前1寸为百会穴，百会穴与两耳尖同水平。

2. **当阳** Dāngyáng (EX-HN2)

【位置】在头部，瞳孔直上，前发际上 1 寸（图 7-2）。

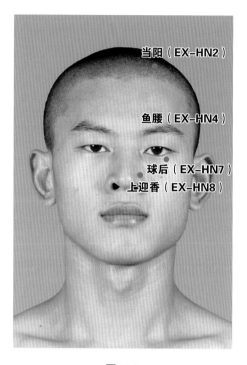

图 7-2

 当阳取穴要点：

①定位时当目直视，瞳孔直上，前发际上 1 寸，以前后发际 12 寸等分折量定取。斜视的患者当以旁开头正中线 2.25 寸定取，以两额角之间 9 寸折量定取。

②入前发际 1 寸的穴位有督脉的上星（GV23）、膀胱经的五处（BL5）、经外奇穴当阳（EX-HN2）。

3. **鱼腰** Yúyāo (EX-HN4)

【位置】在头部，瞳孔直上，眉毛中（图 7-2）。

 鱼腰取穴要点：斜视的患者以眉毛中点定取本穴。

4. **太阳** Tàiyáng (EX-HN5)

【位置】在头部，眉梢与目外眦之间，向后约一横指的凹陷中（图 7-3）。

 太阳取穴要点：丝竹空（TE23）与瞳子髎（GB1）连线中点向外约一横指处。

5. **耳尖** Ěrjiān (EX-HN6)

【位置】在耳区，外耳轮的最高点（图 7-3A）。

> 耳尖取穴要点：将耳向前对折时，耳廓上方的尖端处。

6. **球后** Qiúhòu (EX-HN7)

【位置】在面部，眶下缘外 1/4 与内 3/4 交界处（图 7-2）。

> 球后取穴要点：确定球后与承泣穴的位置关系。本穴与胃经承泣穴（ST1）均在眼球与眶下缘之间，承泣在瞳孔直下，球后在眶下缘外 1/4 与内 3/4 交界处。

7. **上迎香** Shàngyíngxiāng (EX-HN8)

【位置】在面部，鼻翼软骨与鼻甲的交界处，近鼻翼沟上端处（图 7-2）。

> 上迎香与迎香穴的位置关系：本穴与大肠经迎香穴（LI20）均位于鼻翼沟中，鼻翼沟即鼻翼外侧与面部之间的沟，迎香与鼻翼的中点相水平，上迎香在鼻翼沟上端处。

8. **内迎香** Nèiyíngxiāng (EX-HN9)

【位置】在鼻孔内，鼻翼软骨与鼻甲交界的黏膜处（图 7-4）。

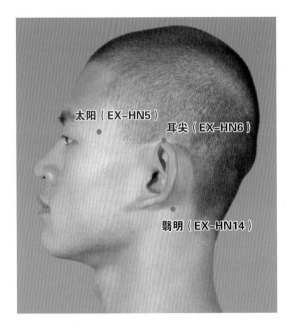

图 7-3

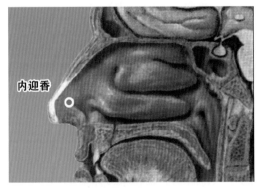

图 7-4

内迎香取穴要点：本穴在上迎香（EX-HN8）相对的鼻孔内鼻黏膜上。

9. 聚泉　Jùquán (EX-HN10)

【位置】在口腔内，舌背正中缝的中点处（图7-5）。

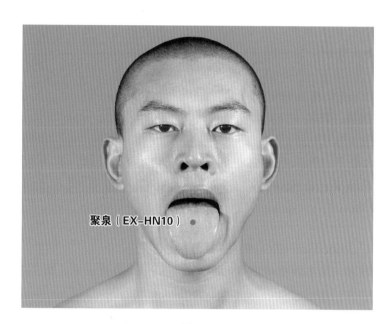

图 7-5

10. 海泉　Hǎiquán (EX-HN11)

【位置】在口腔内，舌下系带中点处（图7-6）。

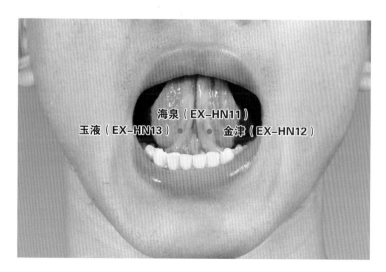

图 7-6

11. 金津 Jīnjīn (EX-HN12)

【位置】在口腔内，舌下系带左侧的静脉上（图 7-6）。

12. 玉液 Yùyè (EX-HN13)

【位置】在口腔内，舌下系带右侧的静脉上（图 7-6）。

> 海泉、金津、玉液的取穴要点：三穴均位于舌下。取穴时张口，舌向上卷，可见舌下中央的舌下系带，其中点是海泉，舌下系带左侧的静脉上为金津，右侧的静脉上是玉液。

13. 翳明 Yìmíng (EX-HN14)

【位置】在颈部，翳风（TE17）后 1 寸（图 7-3）。

> 翳明取穴要点：翳风（TE17）是手少阳三焦经的穴位，在耳垂后，乳突骨下端前方的凹陷中。翳风后 1 寸可以拇指同身寸定取，翳明穴与胆经的完骨穴（GB12）位置接近。

14. 颈百劳 Jìngbǎiláo (EX-HN15)

【位置】在颈部，第 7 颈椎棘突直上 2 寸，后正中线旁开 1 寸（图 7-7）。

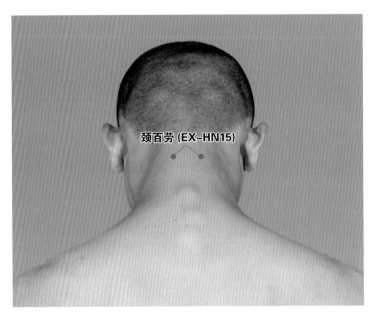

颈百劳 (EX-HN15)

图 7-7

颈百劳取穴要点：在颈项部后正中最突起的骨头为第 7 颈椎棘突，其下为大椎穴（GV14），大椎到后发际是 3 寸，大椎穴直上 2 寸、后正中线旁开 1 寸是颈百劳穴。

二、腹部奇穴

子宫　Zǐgōng (EX-CA1)

【位置】在下腹部，脐中下 4 寸，前正中线旁开 3 寸（图 7-8）。

　　子宫取穴要点：任脉中极穴（CV3）位于脐中下 4 寸，故本穴与中极穴相水平。旁开前正中线 3 寸可以两乳之间 8 寸折量定取。

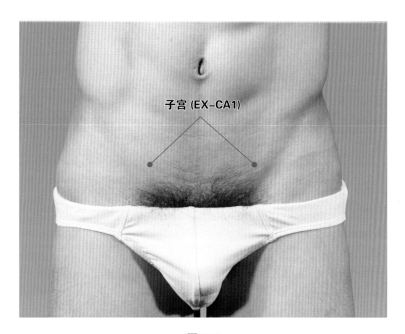

图 7-8

三、背部奇穴

1. **定喘**　Dìngchuǎn (EX-B1)

【位置】在脊柱区，横平第 7 颈椎棘突下，前正中线旁开 3 寸（图 7-9）。

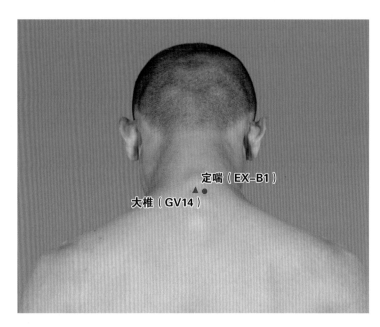

图 7-9

> 定喘取穴要点：督脉大椎穴（GV14）位于第 7 颈椎棘突下，故定喘位于大椎穴旁开 0.5 寸。可以肩胛冈脊柱缘到后正中线 3 寸折量定取 0.5 寸。

2. **夹脊**　Jiájǐ (EX-B2)

【位置】在脊柱区，第 1 胸椎棘突至第 5 腰椎棘突下两侧，后正中线旁开 0.5 寸，一侧 17 穴（图 7-10）。

3. **胃脘下俞**　Wèiwǎnxiàshū (EX-B3)

【位置】在脊柱区，横平第 8 胸椎棘突下，后正中线旁开 1.5 寸（图 7-11）。

4. **痞根**　Pǐgēn (EX-B4)

【位置】在腰区，横平第 1 腰椎棘突下，后正中线旁开 3.5 寸（图 7-11）。

> 痞根、悬枢、肓门三穴的位置关系：三穴均与第 1 腰椎棘突下相水平，其中督脉的悬枢穴（GV5）在第 1 腰椎棘突下，旁开悬枢穴 3 寸是膀胱经的肓门穴（BL51），故痞根在肓门穴外 0.5 寸处。

5. **下极俞**　Xiàjíshū (EX-B5)

【位置】在腰区，第 3 腰椎棘突下（图 7-11）。

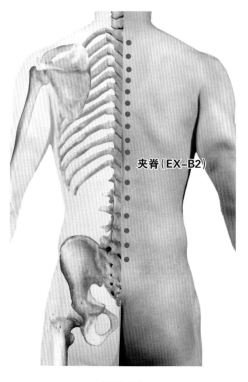

夹脊（EX-B2）

图 7-10

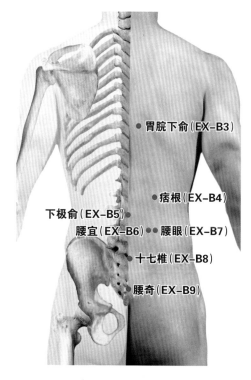

胃脘下俞（EX-B3）

痞根（EX-B4）

下极俞（EX-B5）

腰宜（EX-B6）　腰眼（EX-B7）

十七椎（EX-B8）

腰奇（EX-B9）

图 7-11

下极俞取穴要点：两侧髂嵴高点连线与督脉的交点即第 4 腰椎棘突下，恰为腰阳关穴（GV3），故下极俞为腰阳关穴向上 1 个棘突下的凹陷中，即第 3 腰椎棘突下。

6. 腰宜　Yāoyí (EX-B6)

【位置】在腰区，横平第 4 腰椎棘突下，后正中线旁开 3 寸（图 7-11）。

腰阳关、大肠俞、腰眼、腰宜四穴的位置关系：两侧髂嵴高点连线平第 4 腰椎棘突下，第 4 腰椎棘突下恰是腰阳关穴（GV3），旁开 1.5 寸是大肠俞（BL25），旁开 3 寸是腰宜穴，旁开 3.5 寸是腰眼穴（EX-B7）。故腰阳关、大肠俞、腰宜、腰眼 4 穴与第 4 腰椎棘突下相水平。

7. 腰眼　Yāoyǎn (EX-B7)

【位置】在腰区，横平第 4 腰椎棘突下，后正中线旁开 3.5 寸凹陷中（图 7-11）。

> 腰眼取穴要点：两侧髂嵴高点连线平第 4 腰椎棘突下，第 4 腰椎棘突下恰是腰阳关穴（GV3），腰眼穴在横平腰阳关两侧呈现的圆形凹陷中。腰阳关（GV3）、大肠俞（BL25）、腰宜（EX-B6）、腰眼（EX-B7）4 穴均与第 4 腰椎棘突下相水平。

8. 十七椎　Shíqīzhuī (EX-B8)

【位置】在腰区，第 5 腰椎棘突下凹陷中（图 7-11）。

> 十七椎取穴要点：两侧髂嵴高点连线平第 4 腰椎棘突下，第 4 腰椎棘突下恰是腰阳关穴（GV3），腰阳关向下 1 个棘突即是十七椎穴。

9. 腰奇　Yāoqí (EX-B9)

【位置】在骶区，尾骨端直上 2 寸，骶角之间凹陷中（图 7-11）。

> 腰奇取穴要点：两骶骨角之间是骶管裂孔，腰奇穴正在此处，与督脉腰俞穴（GV2）属于同穴异名。

四、上肢部奇穴

1. 肘尖　Zhǒujiān (EX-UE1)

【位置】在肘后区，尺骨鹰嘴的尖端（图 7-12）。

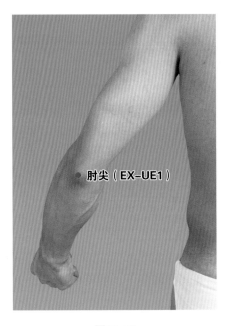

图 7-12

2. 二白　Èrbái (EX-UE2)

【位置】在前臂前区，腕掌侧远端横纹上 4 寸，桡侧腕屈肌腱的两侧，一肢 2 穴（图 7-13 ）。

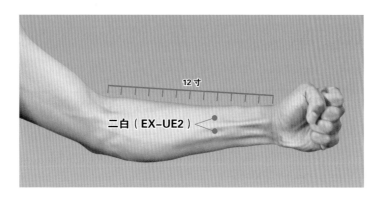

图 7-13

　　二白取穴要点：屈腕，在前臂掌侧面呈现两条肌腱，其中桡侧的一条叫桡侧腕屈肌腱，二白穴的两个点分别在桡侧腕屈肌腱的两侧，腕掌侧远端横纹上 4 寸。该骨度可以腕掌侧远端横纹到肘横纹 12 寸来等分折量。

3. 中泉　Zhōngquán (EX-UE3)

【位置】在前臂后区，腕背侧远端横纹上，指总伸肌腱桡侧的凹陷中（图 7-14）。

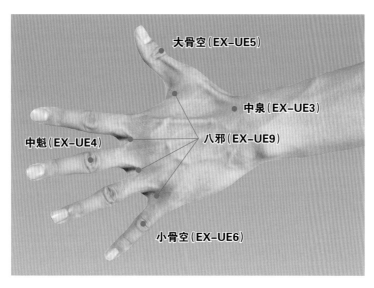

图 7-14

中泉取穴要点：指总伸肌腱是第 2~5 指的伸肌肌腱，当背伸手指时在腕背可显现。本穴在该肌腱的桡侧凹陷中，腕背侧远端横纹上，阳溪（LI5）与阳池（TE4）连线的中点处。

4. **中魁** Zhōngkuí (EX-UE4)

【位置】在手指，中指背面，近侧指间关节的中点处（图 7-14）。

5. **大骨空** Dàgǔkōng (EX-UE5)

【位置】在手指，拇指背面，指间关节的中点处（图 7-14）。

6. **小骨空** Xiǎogǔkōng (EX-UE6)

【位置】在手指，小指背面，近侧指间关节的中点处（图 7-14）。

7. **腰痛点** Yāotòngdiǎn (EX-UE7)

【位置】在手背，第 2、3 掌骨间及第 4、5 掌骨间，腕背侧远端横纹与掌指关节的中点处，一手 2 穴（图 7-15）。

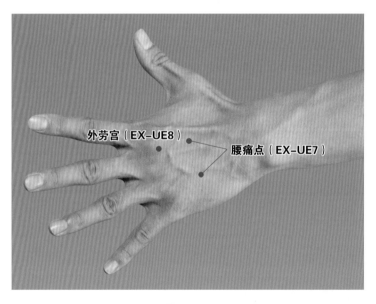

图 7-15

腰痛点取穴要点：掌握腰痛点与外劳宫、中渚穴的位置关系。外劳宫（EX-UE8）在第 2、3 掌骨间，三焦经中渚穴（TE3）在第 4、5 掌骨间，但二穴均在掌指关节后缘的凹陷中；腰痛点在第 2、3 掌骨间及第 4、5 掌骨间，腕背侧远端横纹与掌指关节的中点处。故外劳宫、中渚穴在腰痛点两个穴点的前方。

8. **外劳宫** Wàiláogōng (EX-UE8)

【位置】在手背，第2、3掌骨间，掌指关节后0.5寸（指寸）凹陷中（图7-15）。

> 外劳宫取穴要点：掌握外劳宫与劳宫的位置关系。本穴与心包经劳宫（PC8）前后相对，劳宫在屈曲中指时中指端所对处，在第3掌骨的桡侧边；外劳宫在手背与其相对处。

9. **八邪** Bāxié (EX-UE9)

【位置】在手背，第1~5指间，指蹼缘后方赤白肉际处，左右共8穴（图7-14）。

> 八邪取穴要点：微握拳，第1~5指间缝纹端凹陷中。其中4、5指间穴即三焦经液门穴（TE2）。

10. **四缝** Sìfèng (EX-UE10)

【位置】在手指，第2~5指掌面的近侧指间关节横纹的中央，一手4穴（图7-16）。

11. **十宣** Shíxuān (EX-UE11)

【位置】在手指，十指尖端，距指甲游离缘0.1寸（指寸），左右共10穴（图7-16）。

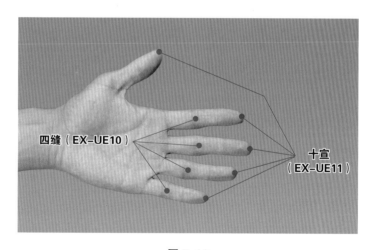

图7-16

> 十宣取穴要点：其中中指尖端穴点即中冲（PC9）。

五、下肢部奇穴

1. **髋骨** Kuāngǔ (EX-LE1)

【位置】在股前区，梁丘（ST34）两旁各1.5寸，一肢2穴（图7-17）。

髋骨取穴要点：梁丘（ST34）是足阳明胃经穴，在髌骨底外上端上 2 寸，髂前上棘与髌底外上端的连线上。髋骨穴在梁丘穴的两侧旁开 1.5 寸，可以拇指同身寸度量。

2. 鹤顶　Hèdǐng (EX-LE2)

【位置】在膝前区，髌底中点的上方凹陷中（图 7-17）。

鹤顶取穴要点：髌骨的上缘叫髌底，其中点凹陷处即是鹤顶穴，如仙鹤头顶的红点，故名。

3. 百虫窝　Bǎichóngwō (EX-LE3)

【位置】在股前区，髌底内侧端上 3 寸（图 7-18）。

百虫窝取穴要点：屈膝，髌底内侧端上 2 寸是脾经的血海穴，故百虫窝在血海（SP10）上 1 寸。

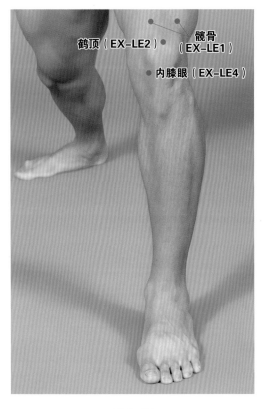

图 7-17

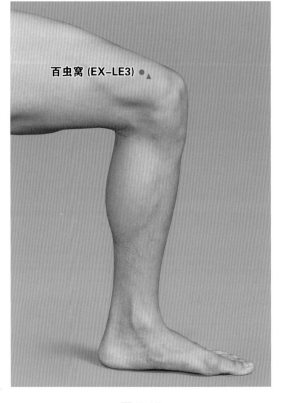

图 7-18

4. **内膝眼** Nèixīyǎn (EX–LE4)

【位置】在膝部，髌韧带内侧缘凹陷处的中央（图7–17）。

> 内膝眼取穴要点：髌骨即膝盖骨，在膝关节的前面可摸到，屈膝时在髌骨下有一条明显的韧带即髌韧带，髌韧带是股四头肌腱的延续部分，起于髌骨，止于胫骨粗隆。屈膝时在髌韧带的两侧有明显的凹陷，其中内侧的凹陷即是内膝眼，外侧的凹陷叫外膝眼，与足阳明胃经的犊鼻穴（ST35）是同穴异名。

5. **胆囊** Dǎnnáng (EX–LE6)

【位置】在小腿外侧，腓骨小头直下2寸（图7–19）。

6. **阑尾** Lánwěi (EX–LE7)

【位置】在小腿外侧,髌韧带外侧凹陷下5寸,胫骨前嵴外一横指（中指）（图7–19）。

> 阑尾取穴要点：髌韧带外侧凹陷为犊鼻穴，犊鼻下3寸为足三里穴，故阑尾穴在足三里下2寸。

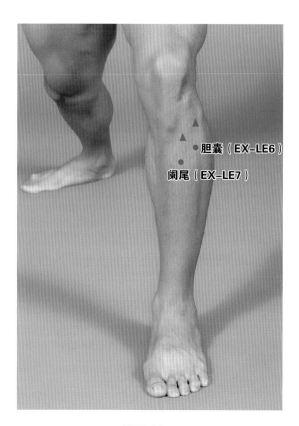

图 7–19

7. **内踝尖** Nèihuáijiān (EX-LE8)

【位置】在踝区，内踝的最凸起处（图7-20）。

8. **外踝尖** Wàihuáijiān (EX-LE9)

【位置】在踝区，外踝的最凸起处（图7-21）。

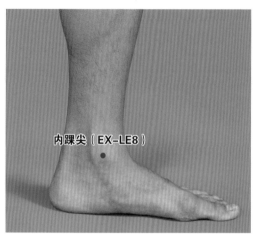

图7-20

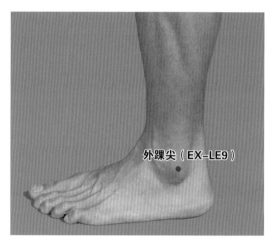

图7-21

9. **八风** Bāfēng (EX-LE10)

【位置】在足背，第1~5趾间，趾蹼缘后方赤白肉际处，左右共8穴（图7-22）。

> 八风取穴要点：
> ①八风穴包含了肝经的行间（LR2）（第1、2趾间）、胃经的内庭（ST44）（第2、3趾间）及胆经的侠溪（GB43）（第4、5趾间）。
> ②手第1~5指间，指蹼缘后方赤白肉际处叫八邪穴，注意与八风穴区别。

10. **独阴** Dúyīn (EX-LE11)

【位置】在足底，第2趾的跖侧远端趾间关节的中点（图7-23）。

11. **气端** Qìduān (EX-LE12)

【位置】在足趾，十趾端的中央，距趾甲游离缘0.1寸（指寸），左右共10穴（图7-23）。

> 气端取穴要点：手十指尖端，距指甲游离缘0.1寸为十宣穴，注意与足趾尖气端穴区别。

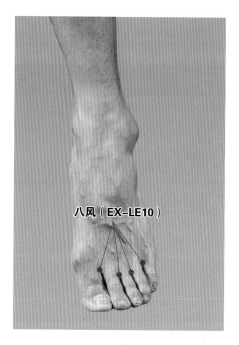

图 7-22

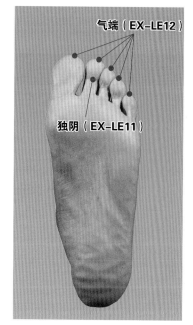

图 7-23

第八章

特定穴定位

一、五输穴

1. 井穴

表 8-1　井穴

阴阳		经脉	穴位	部位
手经	手三阴	肺经	少商（木）	在手指，拇指末节桡侧，指甲角侧上方 0.1 寸（指寸）
		心包经	中冲（木）	在手指，中指末端最高点
		心经	少冲（木）	在手指，小指末节桡侧，指甲角侧上方 0.1 寸
	手三阳	大肠经	商阳（金）	在手指，食指末节桡侧，指甲角侧上方 0.1 寸
		三焦经	关冲（金）	在手指，第 4 指末节尺侧，指甲角侧上方 0.1 寸
		小肠经	少泽（金）	在手指，小指末节尺侧，指甲角侧上方 0.1 寸
足经	足三阴	脾经	隐白（木）	在足趾，大趾末节内侧，趾甲角侧后方 0.1 寸
		肝经	大敦（木）	在足趾，大趾末节外侧，趾甲角侧后方 0.1 寸
		肾经	涌泉（木）	在足底，屈足卷趾时足心最凹陷中
	足三阳	胃经	厉兑（金）	在足趾，第 2 趾末节外侧，趾甲角侧后方 0.1 寸
		胆经	足窍阴（金）	在足趾，第 4 趾末节外侧，趾甲角侧后方 0.1 寸
		膀胱经	至阴（金）	在足趾，小趾末节外侧，趾甲角侧后方 0.1 寸

2. 荥穴

表 8-2　荥穴

阴阳		经脉	穴位	部位
手经	手三阴	肺经	鱼际(火)	在手外侧,第1掌骨桡侧中点赤白肉际处
		心包经	劳宫(火)	在掌区,横平第3掌指关节近端,第2、3掌骨之间偏于第3掌骨
		心经	少府(火)	在手掌,横平第5掌指关节近端,第4、5掌骨之间
	手三阳	大肠经	二间(水)	在手指,第2掌指关节桡侧远端赤白肉际处
		三焦经	液门(水)	在手背,第4、5指间,指蹼缘上方赤白肉际凹陷中
		小肠经	前谷(水)	在手指,第5掌指关节尺侧远端赤白肉际凹陷中。
足经	足三阴	脾经	大都(火)	在足趾,第1跖趾关节远端赤白肉际凹陷中
		肝经	行间(火)	在足背,第1、2趾间,趾蹼缘后方赤白肉际处
		肾经	然谷(火)	在足内侧,足舟骨粗隆下方,赤白肉际处
	足三阳	胃经	内庭(水)	在足背,第2、3趾间,趾蹼缘后方赤白肉际处
		胆经	侠溪(水)	在足背,第4、5趾间,趾蹼缘后方赤白肉际处
		膀胱经	足通谷(水)	在足趾,第5跖趾关节的远端,赤白肉际处

3. 输穴

表 8-3　输穴

阴阳		经脉	穴位	部位
手经	手三阴	肺经	太渊(土)	在腕前区,桡骨茎突与舟状骨之间、拇长展肌腱尺侧凹陷中
		心包经	大陵(土)	在腕前区,腕掌侧远端横纹中,掌长肌腱与桡侧腕屈肌腱之间
		心经	神门(土)	在腕前区,腕掌侧远端横纹尺侧端,尺侧腕屈肌腱的桡侧缘
	手三阳	大肠经	三间(木)	在手背,第2掌指关节桡侧近端凹陷中
		三焦经	中渚(木)	在手背,第4、5掌骨间,第4掌指关节近端凹陷中
		小肠经	后溪(木)	在手内侧,第5掌指关节尺侧近端赤白肉际凹陷中

4. 经穴

表 8-4　经穴

阴阳		经脉	穴位	部位
手经	手三阴	肺经	经渠(金)	在前臂前区,腕掌侧远端横纹上 1 寸,桡骨茎突与桡动脉之间
		心包经	间使(金)	在前臂前区,腕掌侧远端横纹上 3 寸,掌长肌腱与桡侧腕屈肌腱之间
		心经	灵道(金)	在前臂前区,腕掌侧远端横纹上 1.5 寸,尺侧腕屈肌腱的桡侧缘
	手三阳	大肠经	阳溪(火)	在腕区,腕背侧远端横纹桡侧,桡骨茎突远端,解剖学"鼻烟窝"凹陷中
		三焦经	支沟(火)	在前臂后区,腕背侧远端横纹上 3 寸,尺骨与桡骨间隙中点
		小肠经	阳谷(火)	在腕后区,尺骨茎突与三角骨之间的凹陷中
足经	足三阴	脾经	商丘(金)	在踝区,内踝前下方,舟骨粗隆与内踝尖连线中点凹陷中
		肝经	中封(金)	在踝区,内踝前,胫骨前肌肌腱的内侧缘凹陷中
		肾经	复溜(金)	在小腿内侧,内踝尖上 2 寸,跟腱的前缘
	足三阳	胃经	解溪(火)	在踝区,踝关节前面中央凹陷中,姆长伸肌腱与趾长伸肌腱之间
		胆经	阳辅(火)	在小腿外侧,外踝尖上 4 寸,腓骨前缘
		膀胱经	昆仑(火)	在踝区,外踝尖与跟腱之间的凹陷中

5. 合穴

表 8-5　合穴

阴阳		经脉	穴位	部位
手经	手三阴	肺经	尺泽(水)	在肘区,肘横纹上,肱二头肌腱桡侧缘凹陷中
		心包经	曲泽(水)	在肘前区,肘横纹上,肱二头肌腱的尺侧缘凹陷中
		心经	少海(水)	在肘前区,横平肘横纹,肱骨内上髁前缘
	手三阳	大肠经	曲池(土)	在肘区,尺泽与肱骨外上髁连线的中点处
		三焦经	天井(土)	在肘后区,肘尖上 1 寸凹陷中
		小肠经	小海(土)	在肘后区,尺骨鹰嘴与肱骨内上髁之间凹陷中
足经	足三阴	脾经	阴陵泉(水)	在小腿内侧,胫骨内侧髁下缘与胫骨内侧缘之间的凹陷中
		肝经	曲泉(水)	在膝部,腘横纹内侧端,半腱肌肌腱内缘凹陷中
		肾经	阴谷(水)	在膝后区,腘横纹上,半腱肌肌腱外侧缘
	足三阳	胃经	足三里(土)	在小腿外侧,犊鼻下 3 寸,犊鼻与解溪连线上
		胆经	阳陵泉(土)	在小腿外侧,腓骨头前下方凹陷中
		膀胱经	委中(土)	在膝后区,腘横纹中点

二、原穴

表 8-6　原穴

阴阳		经脉	穴位	部位
手经	手三阴	肺经	太渊	在腕前区,桡骨茎突与舟状骨之间,拇长展肌腱尺侧凹陷中
		心包经	大陵	在腕前区,腕掌侧远端横纹中,掌长肌腱与桡侧腕屈肌腱之间
		心经	神门	在腕前区,腕掌侧远端横纹尺侧端,尺侧腕屈肌腱的桡侧缘
	手三阳	大肠经	合谷	在手背,第 2 掌骨桡侧的中点处
		三焦经	阳池	在腕后区,腕背侧远端横纹上,指伸肌腱的尺侧缘凹陷中
		小肠经	腕骨	在腕区,第 5 掌骨底与三角骨之间的赤白肉际凹陷中
足经	足三阴	脾经	太白	在跖区,第 1 跖趾关节近端赤白肉际凹陷中
		肝经	太冲	在足背,第 1、2 跖骨间,跖骨底结合部前方凹陷中,或触及动脉搏动
		肾经	太溪	在踝区,内踝尖与跟腱之间的凹陷中
	足三阳	胃经	冲阳	在足背,第 2 跖骨基底部与中间楔状骨关节处,可触及足背动脉
		胆经	丘墟	在踝区,外踝的前下方,趾长伸肌腱的外侧凹陷中
		膀胱经	京骨	在跖区,第 5 跖骨粗隆前下方,赤白肉际处

三、络穴

表 8-7　络穴

阴阳		经脉	穴位	部位
手经	手三阴	肺经	列缺	在前臂,腕掌侧远端横纹上 1.5 寸,拇短伸肌腱与拇长展肌腱之间,拇长展肌腱沟的凹陷中
		心包经	内关	在前臂前区,腕掌侧远端横纹上 2 寸,掌长肌腱与桡侧腕屈肌腱之间
		心经	通里	在前臂前区,腕掌侧远端横纹上 1 寸,尺侧腕屈肌腱的桡侧缘
	手三阳	大肠经	偏历	在前臂,腕背侧远端横纹上 3 寸,阳溪与曲池连线上
		三焦经	外关	在前臂后区,腕背侧远端横纹上 2 寸,尺骨与桡骨间隙中点
		小肠经	支正	在前臂后区,腕背侧远端横纹上 5 寸,尺骨尺侧与尺侧腕屈肌之间

续表

阴阳		经脉	穴位	部位
足经	足三阴	脾经	公孙	在跖区,第1跖骨底的前下缘赤白肉际处
		肝经	蠡沟	在小腿内侧,内踝尖上5寸,胫骨内侧面的中央
		肾经	大钟	在跟区,内踝后下方,跟骨上缘,跟腱附着部前缘凹陷中
	足三阳	胃经	丰隆	在小腿外侧,外踝尖上8寸,胫骨前肌的外缘
		胆经	光明	在小腿外侧,外踝尖上5寸,腓骨前缘
		膀胱经	飞扬	在小腿后区,昆仑直上7寸,腓肠肌外下缘与跟腱移行处
任、督脉、脾之大络		任脉	鸠尾	在上腹部,剑胸结合下1寸,前正中线上
		督脉	长强	在会阴区,尾骨下方,尾骨端与肛门连线的中点处
		脾之大络	大包	在胸外侧区,第6肋间隙,在腋中线上

四、郄穴

表8-8　郄穴

阴阳		经脉	穴位	部位
手经	手三阴	肺经	孔最	在前臂前区,腕掌侧远端横纹上7寸,尺泽与太渊连线上
		心包经	郄门	在前臂前区,腕掌侧远端横纹上5寸,掌长肌腱与桡侧腕屈肌腱之间
		心经	阴郄	在前臂前区,腕掌侧远端横纹上0.5寸,尺侧腕屈肌腱的桡侧缘
	手三阳	大肠经	温溜	在前臂,腕背侧远端横纹上5寸,阳溪与曲池连线上
		三焦经	会宗	在前臂后区,腕背侧远端横纹上3寸,尺骨的桡侧缘
		小肠经	养老	在前臂后区,腕背横纹上1寸,尺骨头桡侧凹陷中
足经	足三阴	脾经	地机	在小腿内侧,阴陵泉下3寸,胫骨内侧缘后际
		肝经	中都	在小腿内侧,内踝尖上7寸,胫骨内侧面的中央
		肾经	水泉	在跟区,太溪直下1寸,跟骨结节内侧凹陷中
	足三阳	胃经	梁丘	在股前区,髌底上2寸,股外侧肌与股直肌肌腱之间
		胆经	外丘	在小腿外侧,外踝尖上7寸,腓骨前缘
		膀胱经	金门	在足背,外踝前缘直下,第5跖骨粗隆后方,骰骨下缘凹陷中
奇经		阴维脉	筑宾	在小腿内侧,太溪直上5寸,比目鱼肌与跟腱之间
		阳维脉	阳交	在小腿外侧,外踝尖上7寸,腓骨后缘
		阴跷脉	交信	在小腿内侧,内踝尖上2寸,胫骨内侧缘后际凹陷中
		阳跷脉	跗阳	在小腿后区,昆仑直上3寸,腓骨与跟腱之间

五、背俞穴

表 8-9 背俞穴

脏腑	穴位	部位
肺	肺俞	在脊柱区,第 3 胸椎棘突下,后正中线旁开 1.5 寸
心包	厥阴俞	在脊柱区,第 4 胸椎棘突下,后正中线旁开 1.5 寸
心	心俞	在脊柱区,第 5 胸椎棘突下,后正中线旁开 1.5 寸
大肠	大肠俞	在脊柱区,第 4 腰椎棘突下,后正中线旁开 1.5 寸
三焦	三焦俞	在脊柱区,第 1 腰椎棘突下,后正中线旁开 1.5 寸
小肠	小肠俞	在骶区,横平第 1 骶后孔,骶正中嵴旁开 1.5 寸
脾	脾俞	在脊柱区,第 11 胸椎棘突下,后正中线旁开 1.5 寸
肝	肝俞	在脊柱区,第 9 胸椎棘突下,后正中线旁开 1.5 寸
肾	肾俞	在脊柱区,第 2 腰椎棘突下,后正中线旁开 1.5 寸
胃	胃俞	在脊柱区,第 12 胸椎棘突下,后正中线旁开 1.5 寸
胆	胆俞	在脊柱区,第 10 胸椎棘突下,后正中线旁开 1.5 寸
膀胱	膀胱俞	在骶区,横平第 2 骶后孔,骶正中嵴旁开 1.5 寸

六、募穴

表 8-10 募穴

脏腑	穴位	部位
肺	中府	在胸部,横平第 1 肋间隙,锁骨下窝外侧,前正中线旁开 6 寸
心包	膻中	在胸部,横平第 4 肋间隙,前正中线上
心	巨阙	在上腹部,脐中上 6 寸,前正中线上
大肠	天枢	在腹部,横平脐中,前正中线旁开 2 寸
三焦	石门	在下腹部,脐中下 2 寸,前正中线上
小肠	关元	在下腹部,脐中下 3 寸,前正中线上
脾	章门	在侧腹部,在第 11 肋游离端的下际
肝	期门	在胸部,第 6 肋间隙,前正中线旁开 4 寸
肾	京门	在上腹部,第 12 肋骨游离端的下际
胃	中脘	在上腹部,脐中上 4 寸,前正中线上
胆	日月	在胸部,第 7 肋间隙中,前正中线旁开 4 寸
膀胱	中极	在下腹部,脐中下 4 寸,前正中线上

七、八会穴

表 8-11　八会穴

八会	穴位	部位
脏会	章门	在侧腹部,在第 11 肋游离端的下际
腑会	中脘	在上腹部,脐中上 4 寸,前正中线上
气会	膻中	在胸部,横平第 4 肋间隙,前正中线上
血会	膈俞	在脊柱区,第 7 胸椎棘突下,后正中线旁开 1.5 寸
筋会	阳陵泉	在小腿外侧,腓骨头前下方凹陷中
脉会	太渊	在腕前区,桡骨茎突与舟状骨之间,拇长展肌腱尺侧凹陷中
骨会	大杼	在脊柱区,第 1 胸椎棘突下,后正中线旁开 1.5 寸
髓会	绝骨(悬钟)	在小腿外侧,外踝尖上 3 寸,腓骨前缘

八、八脉交会穴

表 8-12　八脉交会穴

八脉交会穴	通八脉	部位
公孙	冲脉	在跖区,第 1 跖骨底的前下缘赤白肉际处
内关	阴维脉	在前臂前区,腕掌侧远端横纹上 2 寸,掌长肌腱与桡侧腕屈肌腱之间
外关	阳维脉	在前臂后区,腕背侧远端横纹上 2 寸,尺骨与桡骨间隙中点
足临泣	带脉	在足背,第 4、5 跖骨底结合部的前方,第 5 趾长伸肌腱外侧凹陷中
后溪	督脉	在手内侧,第 5 掌指关节尺侧近端赤白肉际凹陷中
申脉	阳跷脉	在踝区,外踝尖直下,外踝下缘与跟骨之间凹陷中
列缺	任脉	在前臂,腕掌侧远端横纹上 1.5 寸,拇短伸肌腱与拇长展肌腱之间,拇长展肌腱沟的凹陷中
照海	阴跷脉	在踝区,内踝尖下 1 寸,内踝下缘边际凹陷中

九、下合穴

表 8-13 下合穴

六腑	下合穴	部位
大肠	上巨虚	在小腿外侧,犊鼻下 6 寸,犊鼻与解溪连线上
小肠	下巨虚	在小腿外侧,犊鼻下 9 寸,犊鼻与解溪连线上
三焦	委阳	在膝部,腘横纹上,股二头肌腱的内侧缘
胃	足三里	在小腿外侧,犊鼻下 3 寸,犊鼻与解溪连线上
胆	阳陵泉	在小腿外侧,腓骨头前下方凹陷中
膀胱	委中	在膝后区,腘横纹中点

十、交会穴（选录）

表 8-14 交会穴

穴位	所属经脉	交会经脉	部位
关元	任脉	足三阴、任脉	在下腹部,脐中下 3 寸,前正中线上
中极	任脉	足三阴、任脉	在下腹部,脐中下 4 寸,前正中线上
大椎	督脉	手足三阳、督脉	在脊柱区,第 7 颈椎棘突下凹陷中,后正中线上
风府	督脉	督脉、阳维	在颈后区,枕外隆凸直下,两侧斜方肌之间凹陷中
哑门	督脉	督脉、阳维	在颈后区,第 2 颈椎棘突上际凹陷中,后正中线上
百会	督脉	督脉、足太阳	在头部,前发际正中直上 5 寸
迎香	大肠经	手、足阳明	在面部,鼻翼外缘中点旁,鼻唇沟中
三阴交	脾经	足三阴	在小腿内侧,内踝尖上 3 寸,胫骨内侧缘后际
翳风	三焦经	手、足少阳	在颈部,耳垂后方,乳突下端前方凹陷中
环跳	胆经	足少阳、太阳	在臀区,股骨大转子最凸点与骶管裂孔连线的外 1/3 与内 2/3 交点处

第九章

十四经腧穴的分部关系

第一节 头 部 穴

1. 前发际上 0.5 寸

神庭	督脉	在头部,前发际正中直上 0.5 寸
眉冲	足太阳膀胱经	在头部,额切迹直上入发际 0.5 寸
曲差	足太阳膀胱经	在头部,前发际正中直上 0.5 寸,旁开 1.5 寸
头临泣	足少阳胆经	在头部,前发际上 0.5 寸,瞳孔直上
本神	足少阳胆经	在头部,前发际上 0.5 寸,头正中线旁开 3 寸
头维	足阳明胃经	在头部,额角发际直上 0.5 寸,头正中线旁 4.5 寸

2. 前发际上 1 寸

上星	督脉	在头部,前发际正中直上 1 寸
五处	足太阳膀胱经	在头部,前发际正中直上 1 寸,旁开 1.5 寸

3. 前发际上 1.5 寸

目窗	足少阳胆经	在头部,前发际上 1.5 寸,瞳孔直上

4. 前发际上 2 寸

囟会	督脉	在头部,前发际正中直上 2 寸

5. 前发际上 2.5 寸

承光	足太阳膀胱经	在头部,前发际正中直上 2.5 寸,旁开 1.5 寸
正营	足少阳胆经	在头部,前发际上 2.5 寸,瞳孔直上

6. 前发际上 3.5 寸

前顶	督脉	在头部,前发际正中直上 3.5 寸

7. 前发际上 4 寸

通天	足太阳膀胱经	在头部,前发际正中直上 4 寸,旁开 1.5 寸
承灵	足少阳胆经	在头部,前发际上 4 寸,瞳孔直上

8. 前发际上 5 寸

百会	督脉	在头部,前发际正中直上 5 寸

9. 前发际上 5.5 寸

络却	足太阳膀胱经	在头部,前发际正中直上 5.5 寸,旁开 1.5 寸

10. 后发际上 5.5 寸

后顶	督脉	在头部,后发际正中直上 5.5 寸

11. 后发际上 4 寸

强间	督脉	在头部,后发际正中直上 4 寸

12. 横平枕外粗隆上缘

脑户	督脉	在头部,枕外隆凸的上缘凹陷中
玉枕	足太阳膀胱经	在头部,横平枕外隆凸上缘,后发际正中旁开 1.3 寸
脑空	足少阳胆经	在头部,横平枕外隆凸的上缘,风池直上

第二节 面 部 穴

一、面部正中线

印堂	督脉	在前额部,两眉毛内侧端中间的凹陷中
素髎	督脉	在面部,鼻尖的正中央
水沟	督脉	在面部,人中沟的上 1/3 与中 1/3 交界处
兑端	督脉	在面部,上唇结节的中点
龈交	督脉	在上唇内,唇系带与上牙龈的交点处
承浆	任脉	在面部,颏唇沟的正中凹陷处

二、面颊部

巨髎	足阳明胃经	在面部,横平鼻翼下缘,瞳孔直下
地仓	足阳明胃经	在面部,口角旁开 0.4 寸(指寸)
口禾髎	手阳明大肠经	在面部,横平人中沟上 1/3 与下 2/3 交点,鼻孔外缘直下
迎香	手阳明大肠经	在面部,鼻翼外缘中点旁,鼻唇沟中
大迎	足阳明胃经	在面部,下颌角前方,咬肌附着部的前缘,面动脉搏动处
颊车	足阳明胃经	在面部,下颌角前上方一横指(中指)
颧髎	手太阳小肠经	在面部,颧骨下缘,目外眦直下的凹陷中
下关	足阳明胃经	在面部,颧弓下缘中央与下颌切迹之间凹陷中
上关	足少阳胆经	在面部,颧弓上缘中央凹陷中

三、眼周部

睛明	足太阳膀胱经	在面部,目内眦内上方眶内侧壁凹陷中
攒竹	足太阳膀胱经	在面部,眉头凹陷中,额切迹处
丝竹空	手少阳三焦经	在面部,眉梢凹陷处
瞳子髎	足少阳胆经	在面部,目外眦外侧 0.5 寸凹陷中
承泣	足阳明胃经	在面部,眼球与眶下缘之间,瞳孔直下
阳白	足少阳胆经	在头部,眉上 1 寸,瞳孔直上
四白	足阳明胃经	在面部,眶下孔处

四、头侧与耳周部穴

颔厌	足少阳胆经	在头部,从头维至曲鬓的弧形连线(其弧度与鬓发弧度相应)的上 1/4 与下 3/4 的交点处
悬颅	足少阳胆经	在头部,从头维至曲鬓的弧形连线(其弧度与鬓发弧度相应)的中点处
悬厘	足少阳胆经	在头部,从头维至曲鬓的弧形连线(其弧度与鬓发弧度相应)的上 3/4 与下 1/4 的交点处
听会	足少阳胆经	在面部,耳屏间切迹与下颌骨髁突之间的凹陷中
听宫	手太阳小肠经	在面部,耳屏正中与下颌骨髁状突之间的凹陷中
耳门	手少阳三焦经	在耳区,耳屏上切迹与下颌骨髁突之间的凹陷中
耳和髎	手少阳三焦经	在头部,鬓发后缘,耳廓根的前方,颞浅动脉的后缘
曲鬓	足少阳胆经	在头部,耳前鬓角发际后缘与耳尖水平线的交点处
角孙	手少阳三焦经	在头部,耳尖正对发际处
颅息	手少阳三焦经	在头部,角孙与翳风沿耳轮弧形连线的上 1/3 与下 2/3 的交点处
瘈脉	手少阳三焦经	在头部,乳突中央,角孙与翳风沿耳轮弧形连线的上 2/3 与下 1/3 的交点处
翳风	手少阳三焦经	在颈部,耳垂后方,乳突下端前方凹陷中
率谷	足少阳胆经	在头部,耳尖直上入发际 1.5 寸
天冲	足少阳胆经	在头部,耳根后缘直上,入发际 2 寸
浮白	足少阳胆经	在头部,耳后乳突的后上方,从天冲至完骨的弧形连线(其弧度与耳廓弧度相应)的上 1/3 与下 2/3 交点处
头窍阴	足少阳胆经	在头部,耳后乳突的后上方,从天冲到完骨的弧形连线(其弧度与耳廓弧度相应)的上 2/3 与下 1/3 交点处
完骨	足少阳胆经	在头部,耳后乳突的后下方凹陷处

第三节　颈　部　穴

一、颈前部

天突	任脉	在颈前区,胸骨上窝中央,前正中线上
廉泉	任脉	在颈前区,喉结上方,舌骨上缘凹陷中,前正中线上

二、颈侧部

人迎	足阳明胃经	在颈部,横平喉结,胸锁乳突肌前缘,颈总动脉搏动处
水突	足阳明胃经	在颈部,横平环状软骨,胸锁乳突肌前缘
气舍	足阳明胃经	在胸锁乳突肌区,锁骨上小窝,锁骨胸骨端上缘,胸锁乳突肌胸骨头与锁骨头中间的凹陷中
缺盆	足阳明胃经	在颈外侧区,锁骨上大窝,锁骨上缘凹陷中,前正中线旁开4寸
天鼎	手阳明大肠经	在颈部,横平环状软骨,胸锁乳突肌后缘
扶突	手阳明大肠经	在胸锁乳突肌区,横平喉结,胸锁乳突肌前、后缘中间
天窗	手太阳小肠经	在颈部,横平喉结,胸锁乳突肌的后缘
天容	手太阳小肠经	在颈部,下颌角后方,胸锁乳突肌的前缘凹陷中
天牖	手少阳三焦经	在颈部,横平下颌角,胸锁乳突肌的后缘凹陷中

三、颈后部

大椎	督脉	在脊柱区,第7颈椎棘突下凹陷中,后正中线上
哑门	督脉	在颈后区,第2颈椎棘突上际凹陷中,后正中线上
天柱	足太阳膀胱经	在颈后区,横平第2颈椎棘突上际,斜方肌外缘凹陷中
风府	督脉	在颈后区,枕外隆凸直下,两侧斜方肌之间凹陷中
风池	足少阳胆经	在颈后区,枕骨之下,胸锁乳突肌上端与斜方肌上端之间的凹陷中

第四节 胸 部 穴

一、锁骨下

璇玑	任脉	在胸部,胸骨上窝下1寸,前正中线上
俞府	足少阴肾经	在胸部,锁骨下缘,前正中线旁开2寸
气户	足阳明胃经	在胸部,锁骨下缘,前正中线旁开4寸
云门	手太阴肺经	在胸部,锁骨下窝凹陷中,肩胛骨喙突内缘,前正中线旁开6寸

二、第 1 肋间隙

华盖	任脉	在胸部,横平第 1 肋间隙,前正中线上
彧中	足少阴肾经	在胸部,第 1 肋间隙,前正中线旁开 2 寸
库房	足阳明胃经	在胸部,第 1 肋间隙,前正中线旁开 4 寸
中府	手太阴肺经	在胸部,横平第 1 肋间隙,锁骨下窝外侧,前正中线旁开 6 寸

三、第 2 肋间隙

紫宫	任脉	在胸部,横平第 2 肋间隙,前正中线上
神藏	足少阴肾经	在胸部,第 2 肋间隙,前正中线旁开 2 寸
屋翳	足阳明胃经	在胸部,第 2 肋间隙,前正中线旁开 4 寸
周荣	足太阴脾经	在胸部,第 2 肋间隙,前正中线旁开 6 寸

四、第 3 肋间隙

玉堂	任脉	在胸部,横平第 3 肋间隙,前正中线上
灵墟	足少阴肾经	在胸部,第 3 肋间隙,前正中线旁开 2 寸
膺窗	足阳明胃经	在胸部,第 3 肋间隙,前正中线旁开 4 寸
胸乡	足太阴脾经	在胸部,第 3 肋间隙,前正中线旁开 6 寸

五、第 4 肋间隙

膻中	任脉	在胸部,横平第 4 肋间隙,前正中线上
神封	足少阴肾经	在胸部,第 4 肋间隙,前正中线旁开 2 寸
乳中	足阳明胃经	在胸部,乳头中央
天池	手厥阴心包经	在胸部,第 4 肋间隙,前正中线旁开 5 寸
天溪	足太阴脾经	在胸部,第 4 肋间隙,前正中线旁开 6 寸
辄筋	足少阳胆经	在胸外侧区,第 4 肋间隙中,在腋中线前 1 寸
渊腋	足少阳胆经	在胸外侧区,第 4 肋间隙中,在腋中线上

六、第 5 肋间隙

中庭	任脉	在胸部,剑胸结合中点处,前正中线上
步廊	足少阴肾经	在胸部,第 5 肋间隙,前正中线旁开 2 寸
乳根	足阳明胃经	在胸部,第 5 肋间隙,前正中线旁开 4 寸
食窦	足太阴脾经	在胸部,第 5 肋间隙,距前正中线 6 寸

七、第 6、7 肋间隙

期门	足厥阴肝经	在胸部,第 6 肋间隙,前正中线旁开 4 寸
大包	足太阴脾经	在胸外侧区,第 6 肋间隙,在腋中线上
日月	足少阳胆经	在胸部,第 7 肋间隙,前正中线旁开 4 寸

第五节 腹 部 穴

一、上腹部

1. 脐中上 1 寸

水分	任脉	在上腹部,脐中上 1 寸,前正中线上
滑肉门	足阳明胃经	在上腹部,脐中上 1 寸,前正中线旁开 2 寸

2. 脐中上 2 寸

下脘	任脉	在上腹部,脐中上 2 寸,前正中线上
商曲	足少阴肾经	在上腹部,脐中上 2 寸,前正中线旁开 0.5 寸
太乙	足阳明胃经	在上腹部,脐中上 2 寸,前正中线旁开 2 寸

3. 脐中上 3 寸

建里	任脉	在上腹部,脐中上 3 寸,前正中线上
石关	足少阴肾经	在上腹部,脐中上 3 寸,前正中线旁开 0.5 寸
关门	足阳明胃经	在上腹部,脐中上 3 寸,前正中线旁开 2 寸
腹哀	足太阴脾经	在上腹部,脐中上 3 寸,距前正中线 4 寸

4. 脐中上 4 寸

中脘	任脉	在上腹部,脐中上 4 寸,前正中线上
阴都	足少阴肾经	在上腹部,脐中上 4 寸,前正中线旁开 0.5 寸
梁门	足阳明胃经	在上腹部,脐中上 4 寸,前正中线旁开 2 寸

5. 脐中上 5 寸

上脘	任脉	在上腹部,脐中上 5 寸,前正中线上
腹通谷	足少阴肾经	在上腹部,脐中上 5 寸,前正中线旁开 0.5 寸
承满	足阳明胃经	在上腹部,脐中上 5 寸,前正中线旁开 2 寸

6. 脐中上 6 寸

巨阙	任脉	在上腹部,脐中上 6 寸,前正中线上
幽门	足少阴肾经	在上腹部,脐中上 6 寸,前正中线旁开 0.5 寸
不容	足阳明胃经	在上腹部,脐中上 6 寸,前正中线旁开 2 寸

7. 脐中上 7 寸

鸠尾	任脉	在上腹部,剑胸结合部下 1 寸,前正中线上

二、平脐部

神阙	任脉	在脐区,脐中央
肓俞	足少阴肾经	在腹部,脐中旁开 0.5 寸
天枢	足阳明胃经	在腹部,横平脐中,前正中线旁开 2 寸
大横	足太阴脾经	在腹部,脐中旁开 4 寸

三、下腹部

1. 侧腹部

章门	足厥阴肝经	在侧腹部,第 11 肋游离端的下际
京门	足少阳胆经	在上腹部,第 12 肋骨游离端的下际
带脉	足少阳胆经	在侧腹部,第 11 肋骨游离端垂线与脐水平线的交点上
五枢	足少阳胆经	在下腹部,横平脐下 3 寸,髂前上棘内侧
维道	足少阳胆经	在下腹部,髂前上棘内下 0.5 寸

2. 平耻骨联合上缘

曲骨	任脉	在下腹部,耻骨联合上缘,前正中线上
横骨	足少阴肾经	在下腹部,脐中下5寸,前正中线旁开0.5寸
气冲	足阳明胃经	在腹股沟区,耻骨联合上缘,前正中线旁开2寸,动脉搏动处
急脉	足厥阴肝经	在腹股沟区,横平耻骨联合上缘,前正中线旁开2.5寸
冲门	足太阴脾经	在腹股沟区,腹股沟斜纹中,髂外动脉搏动处的外侧

3. 脐中下4寸

中极	任脉	在下腹部,脐中下4寸,前正中线上
大赫	足少阴肾经	在下腹部,脐中下4寸,前正中线旁开0.5寸
归来	足阳明胃经	在下腹部,脐中下4寸,前正中线旁开2寸

4. 脐中下3寸

关元	任脉	在下腹部,脐中下3寸,前正中线上
气穴	足少阴肾经	在下腹部,脐中下3寸,前正中线旁开0.5寸
水道	足阳明胃经	在下腹部,脐中下3寸,前正中线旁开2寸
五枢	足少阳胆经	在侧腹部,髂前上棘的前方,横平脐下3寸

5. 脐中下2寸

石门	任脉	在下腹部,脐中下2寸,前正中线上
四满	足少阴肾经	在下腹部,脐中下2寸,前正中线旁开0.5寸
大巨	足阳明胃经	在下腹部,脐中下2寸,前正中线旁开2寸

6. 脐中下1.5（1.3）寸

气海	任脉	在下腹部,脐中下1.5寸,前正中线上
腹结	足太阴脾经	在下腹部,大横下1.3寸,距前正中线4寸

7. 脐中下1寸

阴交	任脉	在下腹部,脐中下1寸,前正中线上
中注	足少阴肾经	在下腹部,脐中下1寸,前正中线旁开0.5寸
外陵	足阳明胃经	在下腹部,脐中下1寸,前正中线旁开2寸

第六节　背　部　穴

1. 第 7 颈椎棘突

大椎	督脉	在脊柱区,第 7 颈椎棘突下凹陷中,后正中线上
肩中俞	手太阳小肠经	在脊柱区,第 7 颈椎棘突下,后正中线旁开 2 寸
肩井	足少阳胆经	在肩胛区,第 7 颈椎棘突与肩峰最外侧点连线的中点

2. 第 1 胸椎棘突

陶道	督脉	在脊柱区,第 1 胸椎棘突下凹陷中,后正中线上
大杼	足太阳膀胱经	在脊柱区,第 1 胸椎棘突下,后正中线旁开 1.5 寸
肩外俞	手太阳小肠经	在脊柱区,第 1 胸椎棘突下,后正中线旁开 3 寸
天髎	手少阳三焦经	在肩胛区,肩胛骨上角骨际凹陷中
秉风	手太阳小肠经	在肩胛区,肩胛冈中点上方冈上窝中

3. 第 2 胸椎棘突

风门	足太阳膀胱经	在脊柱区,第 2 胸椎棘突下,后正中线旁开 1.5 寸
附分	足太阳膀胱经	在脊柱区,第 2 胸椎棘突下,后正中线旁开 3 寸
曲垣	手太阳小肠经	在肩胛区,肩胛冈内侧端上缘凹陷中

4. 第 3 胸椎棘突（平肩胛冈）

身柱	督脉	在脊柱区,第 3 胸椎棘突下凹陷中,后正中线上
肺俞	足太阳膀胱经	在脊柱区,第 3 胸椎棘突下,后正中线旁开 1.5 寸
魄户	足太阳膀胱经	在脊柱区,第 3 胸椎棘突下,后正中线旁开 3 寸

5. 第 4 胸椎棘突

厥阴俞	足太阳膀胱经	在脊柱区,第 4 胸椎棘突下,后正中线旁开 1.5 寸
膏肓	足太阳膀胱经	在脊柱区,第 4 胸椎棘突下,后正中线旁开 3 寸
天宗	手太阳小肠经	在肩胛区,肩胛冈中点与肩胛骨下角连线的上 1/3 与下 2/3 交点凹陷中

6. 第 5 胸椎棘突

神道	督脉	在脊柱区,第 5 胸椎棘突下凹陷中,后正中线上
心俞	足太阳膀胱经	在脊柱区,第 5 胸椎棘突下,后正中线旁开 1.5 寸
神堂	足太阳膀胱经	在脊柱区,第 5 胸椎棘突下,后正中线旁开 3 寸

7. 第 6 胸椎棘突

灵台	督脉	在脊柱区,第 6 胸椎棘突下凹陷中,后正中线上
督俞	足太阳膀胱经	在脊柱区,第 6 胸椎棘突下,后正中线旁开 1.5 寸
譩譆	足太阳膀胱经	在脊柱区,第 6 胸椎棘突下,后正中线旁开 3 寸

8. 第 7 胸椎棘突(平肩胛下角)

至阳	督脉	在脊柱区,第 7 胸椎棘突下凹陷中,后正中线上
膈俞	足太阳膀胱经	在脊柱区,第 7 胸椎棘突下,后正中线旁开 1.5 寸
膈关	足太阳膀胱经	在脊柱区,第 7 胸椎棘突下,后正中线旁开 3 寸

9. 第 9 胸椎棘突

筋缩	督脉	在脊柱区,第 9 胸椎棘突下凹陷中,后正中线上
肝俞	足太阳膀胱经	在脊柱区,第 9 胸椎棘突下,后正中线旁开 1.5 寸
魂门	足太阳膀胱经	在脊柱区,第 9 胸椎棘突下,后正中线旁开 3 寸

10. 第 10 胸椎棘突

中枢	督脉	在脊柱区,第 10 胸椎棘突下凹陷中,后正中线上
胆俞	足太阳膀胱经	在脊柱区,第 10 胸椎棘突下,后正中线旁开 1.5 寸
阳纲	足太阳膀胱经	在脊柱区,第 10 胸椎棘突下,后正中线旁开 3 寸

11. 第 11 胸椎棘突

脊中	督脉	在脊柱区,第 11 胸椎棘突下凹陷中,后正中线上
脾俞	足太阳膀胱经	在脊柱区,第 11 胸椎棘突下,后正中线旁开 1.5 寸
意舍	足太阳膀胱经	在脊柱区,第 11 胸椎棘突下,后正中线旁开 3 寸

12. 第 12 胸椎棘突

胃俞	足太阳膀胱经	在脊柱区,第 12 胸椎棘突下,后正中线旁开 1.5 寸
胃仓	足太阳膀胱经	在脊柱区,第 12 胸椎棘突下,后正中线旁开 3 寸

第七节 腰 部 穴

1. 第 1 腰椎棘突

悬枢	督脉	在脊柱区,第 1 腰椎棘突下凹陷中,后正中线上
三焦俞	足太阳膀胱经	在脊柱区,第 1 腰椎棘突下,后正中线旁开 1.5 寸
肓门	足太阳膀胱经	在脊柱区,第 1 腰椎棘突下,后正中线旁开 3 寸

2. 第 2 腰椎棘突（平第 12 游离肋端）

命门	督脉	在脊柱区,第 2 腰椎棘突下凹陷中,后正中线上
肾俞	足太阳膀胱经	在脊柱区,第 2 腰椎棘突下,后正中线旁开 1.5 寸
志室	足太阳膀胱经	在脊柱区,第 2 腰椎棘突下,后正中线旁开 3 寸

3. 第 3 腰椎棘突

气海俞	足太阳膀胱经	在脊柱区,第 3 腰椎棘突下,后正中线旁开 1.5 寸

4. 第 4 腰椎棘突（平髂嵴高点）

腰阳关	督脉	在脊柱区,第 4 腰椎棘突下,后正中线上
大肠俞	足太阳膀胱经	在脊柱区,第 4 腰椎棘突下,后正中线旁开 1.5 寸

5. 第 5 腰椎棘突

关元俞	足太阳膀胱经	在脊柱区,第 5 腰椎棘突下,后正中线旁开 1.5 寸

第八节 骶 髂 部 穴

1. 第 1 骶后孔

上髎	足太阳膀胱经	在骶区,正对第 1 骶后孔中
小肠俞	足太阳膀胱经	在骶区,横平第 1 骶后孔,骶正中嵴旁开 1.5 寸

2. 第 2 骶后孔

次髎	足太阳膀胱经	在骶区,正对第 2 骶后孔中
膀胱俞	足太阳膀胱经	在骶区,横平第 2 骶后孔,骶正中嵴旁开 1.5 寸
胞肓	足太阳膀胱经	在骶区,横平第 2 骶后孔,骶正中嵴旁开 3 寸

3. 第 3 骶后孔

中髎	足太阳膀胱经	在骶区,正对第 3 骶后孔中
中膂俞	足太阳膀胱经	在骶区,横平第 3 骶后孔,骶正中嵴旁开 1.5 寸

4. 第 4 骶后孔

下髎	足太阳膀胱经	在骶区,正对第 4 骶后孔中
白环俞	足太阳膀胱经	在骶区,横平第 4 骶后孔,骶正中嵴旁开 1.5 寸
秩边	足太阳膀胱经	在骶区,横平第 4 骶后孔,骶正中嵴旁开 3 寸

5. 其他

腰俞	督脉	在骶区,正对骶管裂孔,后正中线上
会阳	足太阳膀胱经	在骶区,尾骨端旁开 0.5 寸
长强	督脉	在会阴区,尾骨下方,尾骨端与肛门连线的中点处
会阴	任脉	在会阴区,男性在阴囊根部与肛门连线的中点,女性在大阴唇后联合与肛门连线的中点

第九节 上 肢 部 穴

一、手

1. 手指末端

少商	手太阴肺经	在手指,拇指末节桡侧,指甲根角侧上方 0.1 寸(指寸)
商阳	手阳明大肠经	在手指,食指末节桡侧,指甲根角侧上方 0.1 寸(指寸)
中冲	手厥阴心包经	在手指,中指末端最高点
关冲	手少阳三焦经	在手指,第 4 指末节尺侧,指甲根角侧上方 1 寸(指寸)
少冲	手少阴心经	在手指,小指末节桡侧,指甲根角侧上方 0.1 寸(指寸)
少泽	手太阳小肠经	在手指,小指末节尺侧,指甲根角侧上方 0.1 寸

2. 掌指关节前后

二间	手阳明大肠经	在手指,第 2 掌指关节桡侧远端赤白肉际处
前谷	手太阳小肠经	在手指,第 5 掌指关节尺侧远端赤白肉际凹陷中
液门	手少阳三焦经	在手背,第 4、5 指间,指蹼缘上方赤白肉际凹陷中
三间	手阳明大肠经	在手背,第 2 掌指关节桡侧近端凹陷中
后溪	手太阳小肠经	在手内侧,第 5 掌指关节尺侧近端赤白肉际凹陷中
中渚	手少阳三焦经	在手背,第 4、5 掌骨间,第 4 掌指关节近端凹陷中

3. 手掌与手背

合谷	手阳明大肠经	在手背,第 2 掌骨桡侧的中点处
鱼际	手太阴肺经	在手外侧,第 1 掌骨桡侧中点赤白肉际处
劳宫	手厥阴心包经	在掌区,横平第 3 掌指关节近端,第 2、3 掌骨之间偏干第 3 掌骨
少府	手少阴心经	在手掌,横平第 5 掌指关节近端,第 4、5 掌骨之间
腕骨	手太阳小肠经	在腕区,第 5 掌骨底与三角骨之间的赤白肉际凹陷中

二、前臂

1. 腕掌 / 背横纹上

太渊	手太阴肺经	在腕前区,桡骨茎突与舟状骨之间,拇长展肌腱尺侧凹陷中
大陵	手厥阴心包经	在腕前区,腕掌侧远端横纹中,掌长肌腱与桡侧腕屈肌腱之间
神门	手少阴心经	在腕前区,腕掌侧远端横纹尺侧端,尺侧腕屈肌腱的桡侧缘
阳谷	手太阳小肠经	在腕后区,尺骨茎突与三角骨之间的凹陷中
阳池	手少阳三焦经	在腕后区,腕背侧远端横纹上,指伸肌腱的尺侧缘凹陷中
阳溪	手阳明大肠经	在腕区,腕背侧远端横纹桡侧,桡骨茎突远端,解剖学"鼻烟窝"凹陷中

2. 腕横纹上 0.5 寸

阴郄	手少阴心经	在前臂前区,腕掌侧远端横纹上 0.5 寸,尺侧腕屈肌腱的桡侧缘

3. 腕横纹上 1 寸

经渠	手太阴肺经	在前臂前区,腕掌侧远端横纹上 1 寸,桡骨茎突与桡动脉之间
通里	手少阴心经	在前臂前区,腕掌侧远端横纹上 1 寸,尺侧腕屈肌腱的桡侧缘

4. 腕横纹上 1.5 寸

列缺	手太阴肺经	在前臂,腕掌侧远端横纹上 1.5 寸,拇短伸肌腱与拇长展肌腱之间,拇长展肌腱沟的凹陷中
灵道	手少阴心经	在前臂前区,腕掌侧远端横纹上 1.5 寸,尺侧腕屈肌腱的桡侧缘

5. 腕横纹上 2 寸

内关	手厥阴心包经	在前臂前区,腕掌侧远端横纹上 3 寸,掌长肌腱与桡侧腕屈肌腱之间
外关	手少阳三焦经	在前臂后区,腕背侧远端横纹上 2 寸,尺骨与桡骨间隙中点

6. 腕横纹上 3 寸

间使	手厥阴心包经	在前臂前区,腕掌侧远端横纹上 3 寸,掌长肌腱与桡侧腕屈肌腱之间
偏历	手阳明大肠经	在前臂,腕背侧远端横纹上 3 寸,阳溪与曲池连线上
支沟	手少阳三焦经	在前臂后区,腕背侧远端横纹上 3 寸,尺骨与桡骨间隙中点
会宗	手少阳三焦经	在前臂后区,腕背侧远端横纹上 3 寸,尺骨的桡侧缘

7. 腕横纹上 4 寸

三阳络	手少阳三焦经	在前臂后区,腕背侧远端横纹上 4 寸,尺骨与桡骨间隙中点

8. 腕横纹上 5 寸

郄门	手厥阴心包经	在前臂前区,腕掌侧远端横纹上 5 寸,掌长肌腱与桡侧腕屈肌腱之间
温溜	手阳明大肠经	在前臂,腕背侧远端横纹上 5 寸,阳溪与曲池连线上
支正	手太阳小肠经	在前臂后区,腕背侧远端横纹上 5 寸,尺骨尺侧与尺侧腕屈肌之间

9. 腕横纹上 7 寸（肘横纹下 5 寸）

孔最	手太阴肺经	在前臂前区,腕掌侧远端横纹上 7 寸,尺泽与太渊连线上
四渎	手少阳三焦经	在前臂后区,肘尖下 5 寸,尺骨与桡骨间隙中点

10. 肘横纹下

下廉	手阳明大肠经	在前臂,肘横纹下 4 寸,阳溪与曲池连线上
上廉	手阳明大肠经	在前臂,肘横纹下 3 寸,阳溪与曲池连线上
手三里	手阳明大肠经	在前臂,肘横纹下 2 寸,阳溪与曲池连线上

三、上臂

1. 肘区肘横纹

曲池	手阳明大肠经	在肘区,尺泽与肱骨外上髁连线中点
尺泽	手太阴肺经	在肘区,肘横纹上,肱二头肌腱桡侧缘凹陷中
曲泽	手厥阴心包经	在肘前区,肘横纹上,肱二头肌腱的尺侧缘凹陷中
少海	手少阴心经	在肘前区,横平肘横纹,肱骨内上髁前缘
小海	手太阳小肠经	在肘后区,尺骨鹰嘴与肱骨内上髁之间凹陷处

2. 臂内侧面三阴经穴

天府	手太阴肺经	在臂前区,腋前纹头下3寸,肱二头肌桡侧缘处
侠白	于太阴肺经	在臂前区,腋前纹头下4寸,肱二头肌桡侧缘处
天泉	手厥阴心包经	在臂前区,腋前纹头下2寸,肱二头肌的长、短头之间
青灵	手少阴心经	在臂前区,肘横纹上3寸,肱二头肌的内侧沟中

3. 臂外侧面三阳经穴

肘髎	手阳明大肠经	在肘区,肱骨外上髁上缘,髁上嵴的前缘
手五里	手阳明大肠经	在臂部,肘横纹上3寸,曲池与肩髃连线上
臂臑	手阳明大肠经	在臂部,曲池上7寸,三角肌前缘处
天井	手少阳三焦经	在肘后区,肘尖上1寸凹陷中
清冷渊	手少阳三焦经	在臂后区,肘尖与肩峰角连线上,肘尖上2寸
消泺	手少阳三焦经	在臂后区,肘尖与肩峰角连线上,肘尖上5寸
臑会	手少阳三焦经	在臂后区,肩峰角下3寸,三角肌的后下缘

四、肩与腋部

极泉	手少阴心经	在腋区,腋窝中央,腋动脉搏动处
肩髃	手阳明大肠经	在三角肌区,肩峰外侧缘前端与肱骨大结节两骨间凹陷中
巨骨	手阳明大肠经	在肩胛区,锁骨肩峰端与肩胛冈之间凹陷中
肩髎	手少阳三焦经	在三角肌区,肩峰角与肱骨大结节两骨间凹陷中
天髎	手少阳三焦经	在肩胛区,肩胛骨上角骨际凹陷中

续表

肩井	足少阳胆经	在肩胛区,第7颈椎棘突与肩峰最外侧点连线的中点
肩贞	手太阳小肠经	在肩胛区,肩关节后下方,腋后纹头直上1寸
臑俞	手太阳小肠经	在肩胛区,腋后纹头直上,肩胛冈下缘凹陷中
天宗	手太阳小肠经	在肩胛区,肩胛冈中点与肩胛骨下角连线的上1/3与下2/3交点凹陷中
秉风	手太阳小肠经	在肩胛区,肩胛冈中点上方冈上窝中
曲垣	手太阳小肠经	在肩胛区,肩胛冈内侧端上缘凹陷中

第十节 下 肢 部 穴

一、足

1. 足端

隐白	足太阴脾经	在足大趾,大趾末节内侧,趾甲根角侧后方0.1寸(指寸)
大敦	足厥阴肝经	在足趾,大趾末节外侧,趾甲根角侧后方0.1寸(指寸)
厉兑	足阳明胃经	在足趾,第2趾末节外侧,趾甲根角侧后方0.1寸
足窍阴	足少阳胆经	在足趾,第4趾末节外侧,趾甲根角侧后方0.1寸(指寸)
至阴	足太阳膀胱经	在足趾,小趾末节外侧,趾甲根角侧后方0.1寸(指寸)
涌泉	足少阴肾经	在足底,屈足卷趾时足心最凹陷中。卷足,约足底第2、3趾趾缝纹头端与足跟连线的前1/3与后2/3交点中

2. 跖趾关节周围

大都	足太阴脾经	在足趾,第1跖趾关节远端赤白肉际凹陷中
足通谷	足太阳膀胱经	在跖区,第5跖趾关节的远端,赤白肉际处
行间	足厥阴肝经	在足背,第1、2趾间,趾蹼缘后方赤白肉际处
内庭	足阳明胃经	在足背,第2、3趾间,趾蹼缘后方赤白肉际处
侠溪	足少阳胆经	在足背,第4、5趾间,趾蹼缘后方赤白肉际处
太白	足太阴脾经	在跖区,第1跖趾关节近端赤白肉际凹陷中
束骨	足太阳膀胱经	在跖区,第5跖趾关节的近端,赤白肉际处
太冲	足厥阴肝经	在足背,第1、2跖骨间,跖骨底结合部前方凹陷中,或触及动脉搏动
陷谷	足阳明胃经	在足背,第2、3跖骨间,第2跖趾关节近端凹陷中
足临泣	足少阳胆经	在足背,第4、5跖骨底结合部的前方,第5趾长伸肌腱外侧凹陷中
地五会	足少阳胆经	在足背,第4、5跖骨间,第4跖趾关节近端凹陷中

3. 跖骨周围

然谷	足少阴肾经	在足内侧,足舟骨粗隆下方,赤白肉际处
公孙	足太阴脾经	在跖区,第1跖骨底的前下缘赤白肉际处
冲阳	足阳明胃经	在足背,第2跖骨基底部与中间楔状骨关节处,可触及足背动脉
金门	足太阳膀胱经	在足背,外踝前缘直下,第5跖骨粗隆后方,股骨下缘凹陷中
京骨	足太阳膀胱经	在跖区,第5跖骨关节粗隆前下方,赤白肉际处

二、足踝部

商丘	足太阴脾经	在踝区,内踝前下方,舟骨粗隆与内踝尖连线中点凹陷中
中封	足厥阴肝经	在踝区,内踝前,胫骨前肌肌腱的内侧缘凹陷中
解溪	足阳明胃经	在踝区,踝关节前面中央凹陷中,当踇长伸肌腱与趾长伸肌腱之间
丘墟	足少阳胆经	在踝区,外踝的前下方,趾长伸肌腱的外侧凹陷中
申脉	足太阳膀胱经	在踝区,外踝尖直下,外踝下缘与跟骨之间凹陷中
仆参	足太阳膀胱经	在跟区,昆仑直下,跟骨外侧,赤白肉际处
昆仑	足太阳膀胱经	在踝区,外踝尖与跟腱之间的凹陷中
太溪	足少阴肾经	在踝区,内踝尖与跟腱之间的凹陷中
大钟	足少阴肾经	在跟区,内踝后下方,跟骨上缘,跟腱附着部前缘凹陷中
水泉	足少阴肾经	在跟区,太溪直下1寸,跟骨结节内侧凹陷中
照海	足少阴肾经	在踝区,内踝尖下1寸,内踝下缘边际凹陷中

三、小腿

1. 小腿外侧及后侧足三阳经穴

足三里	足阳明胃经	在小腿外侧,犊鼻下3寸,犊鼻与解溪连线上
上巨虚	足阳明胃经	在小腿外侧,犊鼻下6寸,犊鼻与解溪连线上
条口	足阳明胃经	在小腿外侧,犊鼻下8寸,犊鼻与解溪连线上
下巨虚	足阳明胃经	在小腿外侧,犊鼻下9寸,犊鼻与解溪连线上
丰隆	足阳明胃经	在小腿前外侧,外踝尖上8寸,胫骨前肌的外缘
阳陵泉	足少阳胆经	在小腿外侧,腓骨头前下方凹陷中

阳交	足少阳胆经	在小腿外侧,外踝尖上 7 寸,腓骨后缘
外丘	足少阳胆经	在小腿外侧,外踝尖上 7 寸,腓骨前缘
光明	足少阳胆经	在小腿外侧,外踝尖上 5 寸,腓骨前缘
阳辅	足少阳胆经	在小腿外侧,外踝尖上 4 寸,腓骨前缘
悬钟	足少阳胆经	在小腿外侧,外踝尖上 3 寸,腓骨前缘
合阳	足太阳膀胱经	在小腿后区,腘国横纹下 2 寸,腓肠肌内、外侧头之间
承筋	足太阳膀胱经	在小腿后区,腘国横纹下 5 寸,腓肠肌两肌腹之间
承山	足太阳膀胱经	在小腿后区,腓肠肌两肌腹与肌腱交角处
飞扬	足太阳膀胱经	在小腿后区,昆仑直上 7 寸,腓肠肌外下缘与跟腱移行处
跗阳	足太阳膀胱经	在小腿后区,昆仑直上 3 寸,腓骨与跟腱之间

2. 小腿内侧足三阴经穴

蠡沟	足厥阴肝经	在小腿内侧,内踝尖上 5 寸,胫骨内侧面的中央
中都	足厥阴肝经	在小腿内侧,内踝尖上 7 寸,胫骨内侧面的中央
三阴交	足太阴脾经	在小腿内侧,内踝尖上 3 寸,胫骨内侧缘后际
漏谷	足太阴脾经	在小腿内侧,内踝尖上 6 寸,胫骨内侧缘后际
地机	足太阴脾经	在小腿内侧,阴陵泉下 3 寸,胫骨内侧缘后际
阴陵泉	足太阴脾经	在小腿内侧,胫骨内侧髁下缘与胫骨内侧缘之间的凹陷中
膝关	足厥阴肝经	在膝部,胫骨内侧髁的下方,阴陵泉后 1 寸
复溜	足少阴肾经	在小腿内侧,内踝尖上 2 寸,跟腱的前缘
交信	足少阴肾经	在小腿内侧,内踝尖上 2 寸,胫骨内侧缘后际凹陷中
筑宾	足少阴肾经	在小腿内侧,太溪直上 5 寸,比目鱼肌与跟腱之间

四、膝腘区

阴谷	足少阴肾经	在膝后区,腘横纹上,半腱肌肌腱外侧缘
曲泉	足厥阴肝经	在膝部,腘横纹内侧端,半腱肌肌腱内缘凹陷中
犊鼻	足阳明胃经	在膝前区,髌韧带外侧凹陷中
膝阳关	足少阳胆经	在膝部,股骨外上髁后上缘,股二头肌腱与髂胫束之间的凹陷中
委中	足太阳膀胱经	在膝后区,腘横纹中点
委阳	足太阳膀胱经	在膝部,腘横纹上,股二头肌腱的内侧缘
浮郄	足太阳膀胱经	在膝后区,腘横纹上 1 寸,股二头肌腱的内侧缘

五、大腿

1. 大腿前侧足阳明胃经穴

髀关	足阳明胃经	在股前区,股直肌近端、缝匠肌与阔筋膜张肌 3 条肌肉之间凹陷中
伏兔	足阳明胃经	在股前区,髌底上 6 寸,髂前上棘与髌底外侧端的连线上
阴市	足阳明胃经	在股前区,髌底上 3 寸,股直肌肌腱外侧缘
梁丘	足阳明胃经	在股前区,髌底上 2 寸,股外侧肌与股直肌肌腱之间

2. 大腿后面足太阳膀胱经穴

承扶	足太阳膀胱经	在股后区,臀沟的中点
殷门	足太阳膀胱经	在股后区,臀沟下 6 寸,股二头肌与半腱肌之间

3. 大腿外侧足少阳胆经穴

风市	足少阳胆经	在股部,直立垂手,掌心贴于大腿时,中指尖所指凹陷中,髂胫束后缘
中渎	足少阳胆经	在股部,腘横纹上 7 寸,髂胫束后缘

4. 大腿内侧足三阴经

血海	足太阴脾经	在股前区,髌底内侧端上 2 寸,股内侧肌隆起处
箕门	足太阴脾经	在股前区,髌底内侧端与冲门的连线上 1/3 与下 2/3 交点,长收肌和缝匠肌交角的动脉搏动处
阴包	足厥阴肝经	在股前区,髌底上 4 寸,股薄肌与缝匠肌之间
足五里	足厥阴肝经	在股前区,气冲直下 3 寸,动脉搏动处
阴廉	足厥阴肝经	在股前区,气冲直下 2 寸

5. 臀部（膀胱经）

居髎	足少阳胆经	在臀区,髂前上棘与股骨大转子最凸点连线的中点处
环跳	足少阳胆经	在臀区,股骨大转子最凸点与骶管裂孔连线的外 1/3 与内 2/3 交点处

第十一节 相 对 穴

商丘	足太阴脾经	在踝区,内踝前下方,舟骨粗隆与内踝尖连线中点凹陷中
丘墟	足少阳胆经	在踝区,外踝的前下方,趾长伸肌腱的外侧凹陷中

太溪	足少阴肾经	在踝区,内踝尖与跟腱之间的凹陷中
昆仑	足太阳膀胱经	在踝区,外踝尖与跟腱之间的凹陷中

申脉	足太阳膀胱经	在踝区,外踝尖直下,外踝下缘与跟骨之间凹陷中
照海	足少阴肾经	在踝区,内踝尖下1寸,内踝下缘边际凹陷中

第十二节 同经相水平穴（不含背俞穴）

支沟	手少阳三焦经	在前臂后区,腕背侧远端横纹上3寸,尺骨与桡骨间隙中点
会宗	手少阳三焦经	在前臂后区,腕背侧远端横纹上3寸,尺骨的桡侧缘

阳交	足少阳胆经	在小腿外侧,外踝尖上7寸,腓骨后缘
外丘	足少阳胆经	在小腿外侧,外踝尖上7寸,腓骨前缘

条口	足阳明胃经	在小腿外侧,犊鼻下8寸,犊鼻与解溪连线上
丰隆	足阳明胃经	在小腿前外侧,外踝尖上8寸,胫骨前肌的外缘

复溜	足少阴肾经	在小腿内侧,内踝尖上2寸,跟腱的前缘
交信	足少阴肾经	在小腿内侧,内踝尖上2寸,胫骨内侧缘后际凹陷中

委中	足太阳膀胱经	在膝后区,腘横纹中点
委阳	足太阳膀胱经	在膝部,腘横纹上,股二头肌腱的内侧缘

第十章

腧穴穴名总结

一、不同部位同名穴

口禾髎	手阳明大肠经	在面部，横平人中沟上 1/3 与下 2/3 交点，鼻孔外缘直下
耳和髎	手少阳三焦经	在头部，鬓发后缘，耳廓根的前方，颞浅动脉的后缘

头临泣	足少阳胆经	在头部，前发际上 0.5 寸，瞳孔直上
足临泣	足少阳胆经	在足背，第 4、5 跖骨底结合部的前方，第 5 趾长伸肌腱外侧凹陷中

头窍阴	足少阳胆经	在头部，耳后乳突的后上方，从天冲到完骨的弧形连线（其弧度与耳廓弧度相应）的上 2/3 与下 1/3 交点处
足窍阴	足少阳胆经	在足趾，第 4 趾末节外侧，趾甲根角侧后方 0.1 寸（指寸）

腹通谷	足少阴肾经	在上腹部，脐中上 5 寸，前正中线旁开 0.5 寸
足通谷	足太阳膀胱经	在跖区，第 5 跖趾关节的远端，赤白肉际处

腰阳关	督脉	在脊柱区，第 4 腰椎棘突下，后正中线上
膝阳关	足少阳胆经	在膝部，股骨外上髁后上缘，股二头肌腱与髂胫束之间的凹陷中

阴陵泉	足太阴脾经	在小腿内侧，胫骨内侧髁下缘与胫骨内侧缘之间的凹陷中
阳陵泉	足少阳胆经	在小腿外侧，腓骨头前下方凹陷中

手三里	手阳明大肠经	在前臂，肘横纹下 2 寸，阳溪与曲池连线上
足三里	足阳明胃经	在小腿外侧，犊鼻下 3 寸，犊鼻与解溪连线上

手五里	手阳明大肠经	在臂部,肘横纹上3寸,曲池与肩髃连线上
足五里	足厥阴肝经	在股前区,气冲直下3寸,动脉搏动处

上巨虚	足阳明胃经	在小腿外侧,犊鼻下6寸,犊鼻与解溪连线上
下巨虚	足阳明胃经	在小腿外侧,犊鼻下9寸,犊鼻与解溪连线上

阴交	任脉	在下腹部,脐中下1寸,前正中线上
阳交	足少阳胆经	在小腿外侧,外踝尖上7寸,腓骨后缘

阴谷	足少阴肾经	在膝后区,腘横纹上,半腱肌肌腱外侧缘
阳谷	手太阳小肠经	在腕后区,尺骨茎突与三角骨之间的凹陷中

会阴	任脉	在会阴区,男性在阴囊根部与肛门连线的中点,女性在大阴唇后联合与肛门连线的中点
会阳	足太阳膀胱经	在骶区,尾骨端旁开0.5寸

至阴	足太阳膀胱经	在足趾,小趾末节外侧,趾甲根角侧后方0.1寸(指寸)
至阳	督脉	在脊柱区,第7胸椎棘突下凹陷中,后正中线上

二间	手阳明大肠经	在手指,第2掌指关节桡侧远端赤白肉际处
三间	手阳明大肠经	在手背,第2掌指关节桡侧近端凹陷中

内关	手厥阴心包经	在前臂前区,腕掌侧远端横纹上3寸,掌长肌腱与桡侧腕屈肌腱之间
外关	手少阳三焦经	在前臂后区,腕背侧远端横纹上2寸,尺骨与桡骨间隙中点

下廉	手阳明大肠经	在前臂,肘横纹下4寸,阳溪与曲池连线上
上廉	手阳明大肠经	在前臂,肘横纹下3寸,阳溪与曲池连线上

复溜	足少阴肾经	在小腿内侧,内踝尖上2寸,跟腱的前缘
温溜	手阳明大肠经	在前臂,腕背侧远端横纹上5寸,阳溪与曲池连线上

角孙	手少阳三焦经	在头部,耳尖正对发际处
公孙	足太阴脾经	在跖区,第1跖骨底的前下缘赤白肉际处

上脘	任脉	在上腹部,脐中上 5 寸,前正中线上
中脘	任脉	在上腹部,脐中上 4 寸,前正中线上
下脘	任脉	在上腹部,脐中上 2 寸,前正中线上

上髎	足太阳膀胱经	在骶区,正对第 1 骶后孔中
次髎	足太阳膀胱经	在骶区,正对第 2 骶后孔中
中髎	足太阳膀胱经	在骶区,正对第 3 骶后孔中
下髎	足太阳膀胱经	在骶区,正对第 4 骶后孔中

二、含"门"字腧穴（22 穴）

液门	手少阳三焦经	在手背,第 4、5 指间,指蹼缘上方赤白肉际凹陷中
神门	手少阴心经	在腕前区,腕掌侧远端横纹尺侧端,尺侧腕屈肌腱的桡侧缘
郄门	手厥阴心包经	在前臂前区,腕掌侧远端横纹上 5 寸,掌长肌腱与桡侧腕屈肌腱之间
金门	足太阳膀胱经	在足背,外踝前缘直下,第 5 跖骨粗隆后方,骰骨下缘凹陷中
殷门	足太阳膀胱经	在股后区,臀沟下 6 寸,股二头肌与半腱肌之间
箕门	足太阴脾经	在股前区,髌底内侧端与冲门的连线上 1/3 与下 2/3 交点,长收肌和缝匠肌交角的动脉搏动处
哑门	督脉	在颈后区,第 2 颈椎棘突上际凹陷中,后正中线上
耳门	手少阳三焦经	在耳区,耳屏上切迹与下颌骨髁突之间的凹陷中
云门	手太阴肺经	在胸部,锁骨下窝凹陷中,肩胛骨喙突内缘,前正中线旁开 6 寸
期门	足厥阴肝经	在胸部,第 6 肋间隙,前正中线旁开 4 寸
滑肉门	足阳明胃经	在上腹部,脐中上 1 寸,前正中线旁开 2 寸
关门	足阳明胃经	在上腹部,脐中上 3 寸,前正中线旁开 2 寸
梁门	足阳明胃经	在上腹部,脐中上 4 寸,前正中线旁开 2 寸
幽门	足少阴肾经	在上腹部,脐中上 6 寸,前正中线旁开 0.5 寸
章门	足厥阴肝经	在侧腹部,第 11 肋游离端的下际
京门	足少阳胆经	在上腹部,第 12 肋游离端的下际
冲门	足太阴脾经	在腹股沟区,腹股沟斜纹中,髂外动脉搏动处的外侧
石门	任脉	在下腹部,脐中下 2 寸,前正中线上
风门	足太阳膀胱经	在脊柱区,第 2 胸椎棘突下,后正中线旁开 1.5 寸
魂门	足太阳膀胱经	在脊柱区,第 9 胸椎棘突下,后正中线旁开 3 寸
肓门	足太阳膀胱经	在脊柱区,第 1 腰椎棘突下,后正中线旁开 3 寸
命门	督脉	在脊柱区,第 2 腰椎棘突下凹陷中,后正中线上

三、含"道"字腧穴（5穴）

灵道	手少阴心经	在前臂前区，腕掌侧远端横纹上 1.5 寸，尺侧腕屈肌腱的桡侧缘
神道	督脉	在脊柱区，第 5 胸椎棘突下凹陷中，后正中线上
维道	足少阳胆经	在下腹部，髂前上棘内下 0.5 寸
水道	足阳明胃经	在下腹部，脐中下 3 寸，前正中线旁开 2 寸
陶道	督脉	在脊柱区，第 1 胸椎棘突下凹陷中，后正中线上

四、含"府"字腧穴（6穴）

少府	手少阴心经	在手掌，横平第 5 掌指关节近端，第 4、5 掌骨之间
天府	手太阴肺经	在臂前区，腋前纹头下 3 寸，肱二头肌桡侧缘处
风府	督脉	在颈后区，枕外隆凸直下，两侧斜方肌之间凹陷中
俞府	足少阴肾经	在胸部，锁骨下缘，前正中线旁开 2 寸
中府	手太阴肺经	在胸部，横平第 1 肋间隙，锁骨下窝外侧，前正中线旁开 6 寸
府舍	足太阴脾经	在下腹部，脐中下 4.3 寸，前正中线旁开 4 寸

五、含"庭"字腧穴（3穴）

内庭	足阳明胃经	在足背，第 2、3 趾间，趾蹼缘后方赤白肉际处
神庭	督脉	在头部，前发际正中直上 0.5 寸
中庭	任脉	在胸部，剑胸结合中点处，前正中线上

六、含"冲"字腧穴（9穴）

中冲	手厥阴心包经	在手指，中指末端最高点
关冲	手少阳三焦经	在手指，第 4 指末节尺侧，指甲根角侧上方 1 寸（指寸）
少冲	手少阴心经	在手指，小指末节桡侧，指甲根角侧上方 0.1 寸（指寸）
太冲	足厥阴肝经	在足背，第 1、2 跖骨间，跖骨底结合部前方凹陷中，或触及动脉搏动
冲阳	足阳明胃经	在足背，第 2 跖骨基底部与中间楔状骨关节处，可触及足背动脉
天冲	足少阳胆经	在头部，耳根后缘直上，入发际 2 寸
眉冲	足太阳膀胱经	在头部，额切迹直上，入发际 0.5 寸
气冲	足阳明胃经	在腹股沟区，耻骨联合上缘，前正中线旁开 2 寸，动脉搏动处
冲门	足太阴脾经	在腹股沟区，腹股沟斜纹中，髂外动脉搏动处的外侧

七、含"户"字腧穴（3穴）

脑户	督脉	在头部,枕外隆凸的上缘凹陷中
气户	足阳明胃经	在胸部,锁骨下缘,前正中线旁开4寸
魄户	足太阳膀胱经	在脊柱区,第3胸椎棘突下,后正中线旁开3寸

八、含"溪"字腧穴（6穴）

后溪	手太阳小肠经	在手内侧,第5掌指关节尺侧近端赤白肉际凹陷中
阳溪	手阳明大肠经	在腕区,腕背侧远端横纹桡侧,桡骨茎突远端,解剖学"鼻烟窝"凹陷中
侠溪	足少阳胆经	在足背,第4、5趾间,趾蹼缘后方赤白肉际处
解溪	足阳明胃经	在踝区,踝关节前面中央凹陷中,当踇长伸肌腱与趾长伸肌腱之间
太溪	足少阴肾经	在踝区,内踝尖与跟腱之间的凹陷中
天溪	足太阴脾经	在胸部,第4肋间隙,前正中线旁开6寸

九、含"池"字腧穴（4穴）

阳池	手少阳三焦经	在腕后区,腕背侧远端横纹上,指伸肌腱的尺侧缘凹陷中
曲池	手阳明大肠经	在肘区,尺泽与肱骨外上髁连线中点
风池	足少阳胆经	在颈后区,枕骨之下,胸锁乳突肌上端与斜方肌上端之间的凹陷中
天池	手厥阴心包经	在胸部,第4肋间隙,前正中线旁开5寸

十、含"谷"字腧穴（10穴）

前谷	手太阳小肠经	在手指,第5掌指关节尺侧远端赤白肉际凹陷中
合谷	手阳明大肠经	在手背,第2掌骨桡侧的中点处
阴谷	足少阴肾经	在膝后区,腘横纹上,半腱肌肌腱外侧缘
阳谷	手太阳小肠经	在腕后区,尺骨茎突与三角骨之间的凹陷中
陷谷	足阳明胃经	在足背,第2、3跖骨间,第2跖趾关节近端凹陷中
然谷	足少阴肾经	在足内侧,足舟骨粗隆下方,赤白肉际处
漏谷	足太阴脾经	在小腿内侧,内踝尖上6寸,胫骨内侧缘后际
率谷	足少阳胆经	在头部,耳尖直上入发际1.5寸
腹通谷	足少阴肾经	在上腹部,脐中上5寸,前正中线旁开0.5寸
足通谷	足太阳膀胱经	在跖区,第5跖趾关节的远端,赤白肉际处

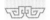

十一、含"泽"字腧穴（3穴）

少泽	手太阳小肠经	在手指,小指末节尺侧,指甲根角侧上方0.1寸
尺泽	手太阴肺经	在肘区,肘横纹上,肱二头肌腱桡侧缘凹陷中
曲泽	手厥阴心包经	在肘前区,肘横纹上,肱二头肌腱的尺侧缘凹陷中

十二、含"海"字腧穴（6穴）

少海	手少阴心经	在肘前区,横平肘横纹,肱骨内上髁前缘
小海	手太阳小肠经	在肘后区,尺骨鹰嘴与肱骨内上髁之间凹陷处
照海	足少阴肾经	在踝区,内踝尖下1寸,内踝下缘边际凹陷中
血海	足太阴脾经	在股前区,髌底内侧端上2寸,股内侧肌隆起处
气海	任脉	在下腹部,脐中下1.5寸,前正中线上
气海俞	足太阳膀胱经	在脊柱区,第3腰椎棘突下,后正中线旁开1.5寸

十三、含"泉"字腧穴（8穴）

天泉	手厥阴心包经	在臂前区,腋前纹头下2寸,肱二头肌的长、短头之间
极泉	手少阴心经	在腋区,腋窝中央,腋动脉搏动处
廉泉	任脉	在颈前区,喉结上方,舌骨上缘凹陷中,前正中线上
水泉	足少阴肾经	在跟区,太溪直下1寸,跟骨结节内侧凹陷中
阳陵泉	足少阳胆经	在小腿外侧,腓骨头前下方凹陷中
阴陵泉	足太阴脾经	在小腿内侧,胫骨内侧髁下缘与胫骨内侧缘之间的凹陷中
曲泉	足厥阴肝经	在膝部,腘横纹内侧端,半腱肌肌腱内缘凹陷中
涌泉	足少阴肾经	在足底,屈足卷趾时足心最凹陷中。卷足,约足底第2、3趾趾缝纹头端与足跟连线的前1/3与后2/3交点中

十四、含"井"字腧穴（2穴）

天井	手少阳三焦经	在肘后区,肘尖上1寸凹陷中
肩井	足少阳胆经	在肩胛区,第7颈椎棘突与肩峰最外侧点连线的中点

十五、含"郄"字腧穴（3穴）

阴郄	手少阴心经	在前臂前区,腕掌侧远端横纹上0.5寸,尺侧腕屈肌腱的桡侧缘
郄门	手厥阴心包经	在前臂前区,腕掌侧远端横纹上5寸,掌长肌腱与桡侧腕屈肌腱之间
浮郄	足太阳膀胱经	在膝后区,腘横纹上1寸,股二头肌腱的内侧缘

十六、含"俞"字腧穴（24穴）

臑俞	手太阳小肠经	在肩胛区,腋后纹头直上,肩胛冈下缘凹陷中
俞府	足少阴肾经	在胸部,锁骨下缘,前正中线旁开2寸
肓俞	足少阴肾经	在腹部,脐中旁开0.5寸
肩中俞	手太阳小肠经	在脊柱区,第7颈椎棘突下,后正中线旁开2寸
肩外俞	手太阳小肠经	在脊柱区,第1胸椎棘突下,后正中线旁开3寸
肺俞	足太阳膀胱经	在脊柱区,第3胸椎棘突下,后正中线旁开1.5寸
厥阴俞	足太阳膀胱经	在脊柱区,第4胸椎棘突下,后正中线旁开1.5寸
心俞	足太阳膀胱经	在脊柱区,第5胸椎棘突下,后正中线旁开1.5寸
督俞	足太阳膀胱经	在脊柱区,第6胸椎棘突下,后正中线旁开1.5寸
膈俞	足太阳膀胱经	在脊柱区,第7胸椎棘突下,后正中线旁开1.5寸
肝俞	足太阳膀胱经	在脊柱区,第9胸椎棘突下,后正中线旁开1.5寸
胆俞	足太阳膀胱经	在脊柱区,第10胸椎棘突下,后正中线旁开1.5寸
脾俞	足太阳膀胱经	在脊柱区,第11胸椎棘突下,后正中线旁开1.5寸
胃俞	足太阳膀胱经	在脊柱区,第12胸椎棘突下,后正中线旁开1.5寸
三焦俞	足太阳膀胱经	在脊柱区,第1腰椎棘突下,后正中线旁开1.5寸
肾俞	足太阳膀胱经	在脊柱区,第2腰椎棘突下,后正中线旁开1.5寸
气海俞	足太阳膀胱经	在脊柱区,第3腰椎棘突下,后正中线旁开1.5寸
大肠俞	足太阳膀胱经	在脊柱区,第4腰椎棘突下,后正中线旁开1.5寸
关元俞	足太阳膀胱经	在脊柱区,第5腰椎棘突下,后正中线旁开1.5寸
小肠俞	足太阳膀胱经	在骶区,横平第1骶后孔,骶正中嵴旁开1.5寸
膀胱俞	足太阳膀胱经	在骶区,横平第2骶后孔,骶正中嵴旁开1.5寸
中膂俞	足太阳膀胱经	在骶区,横平第3骶后孔,骶正中嵴旁开1.5寸
白环俞	足太阳膀胱经	在骶区,横平第4骶后孔,骶正中嵴旁开1.5寸
腰俞	督脉	在骶区,正对骶管裂孔,后正中线上

十七、含"髎"字腧穴（14穴）

肘髎	手阳明大肠经	在肘区,肱骨外上髁上缘,髁上嵴的前缘
肩髎	手少阳三焦经	在三角肌,肩峰角与肱骨大结节两骨间凹陷中
天髎	手少阳三焦经	在肩胛区,肩胛骨上角骨际凹陷中
素髎	督脉	在面部,鼻尖的正中央
瞳子髎	足少阳胆经	在面部,目外眦外侧0.5寸凹陷中
巨髎	足阳明胃经	在面部,横平鼻翼下缘,瞳孔直下
口禾髎	手阳明大肠经	在面部,横平人中沟上1/3与下2/3交点,鼻孔外缘直下
颧髎	手太阳小肠经	在面部,颧骨下缘,目外眦直下的凹陷中
耳和髎	手少阳三焦经	在头部,鬓发后缘,耳廓根的前方,颞浅动脉的后缘
上髎	足太阳膀胱经	在骶区,正对第1骶后孔中
次髎	足太阳膀胱经	在骶区,正对第2骶后孔中
中髎	足太阳膀胱经	在骶区,正对第3骶后孔中
下髎	足太阳膀胱经	在骶区,正对第4骶后孔中
居髎	足少阳胆经	在臀区,髂前上棘与股骨大转子最凸点连线的中点处

十八、含"阴"字腧穴（14穴）

阴郄	手少阴心经	在前臂前区,腕掌侧远端横纹上0.5寸,尺侧腕屈肌腱的桡侧缘
至阴	足太阳膀胱经	在足趾,小趾末节外侧,趾甲根角侧后方0.1寸(指寸)
三阴交	足太阴脾经	在小腿内侧,内踝尖上3寸,胫骨内侧缘后际
阴陵泉	足太阴脾经	在小腿内侧,胫骨内侧髁下缘与胫骨内侧缘之间的凹陷中
阴谷	足少阴肾经	在膝后区,腘横纹上,半腱肌肌腱外侧缘
阴市	足阳明胃经	在股前区,髌底上3寸,股直肌肌腱外侧缘
阴包	足厥阴肝经	在股前区,髌底上4寸,股薄肌与缝匠肌之间
阴廉	足厥阴肝经	在股前区,气冲直下2寸
头窍阴	足少阳胆经	在头部,耳后乳突的后上方,从天冲到完骨的弧形连线(其弧度与耳廓弧度相应)的上2/3与下1/3交点处
足窍阴	足少阳胆经	在足趾,第4趾末节外侧,趾甲跟角侧后方0.1寸(指寸)
阴都	足少阴肾经	在上腹部,脐中上4寸,前正中线旁开0.5寸
阴交	任脉	在下腹部,脐中下1寸,前正中线上
厥阴俞	足太阳膀胱经	在脊柱区,第4胸椎棘突下,后正中线旁开1.5寸
会阴	任脉	在会阴区,男性在阴囊根部与肛门连线的中点,女性在大阴唇后联合与肛门连线的中点

十九、含"阳"字腧穴（18穴）

商阳	手阳明大肠经	在手指,食指末节桡侧,指甲根角侧上方0.1寸(指寸)
阳谷	手太阳小肠经	在腕后区,尺骨茎突与三角骨之间的凹陷中
阳池	手少阳三焦经	在腕后区,腕背侧远端横纹上,指伸肌腱的尺侧缘凹陷中
阳溪	手阳明大肠经	在腕区,腕背侧远端横纹桡侧,桡骨茎突远端,解剖学"鼻烟窝"凹陷中
三阳络	手少阳三焦经	在前臂后区,腕背侧远端横纹上4寸,尺骨与桡骨间隙中点
冲阳	足阳明胃经	在足背,第2跖骨基底部与中间楔状骨关节处,可触及足背动脉
阳陵泉	足少阳胆经	在小腿外侧,腓骨头前下方凹陷中
阳交	足少阳胆经	在小腿外侧,外踝尖上7寸,腓骨后缘
阳辅	足少阳胆经	在小腿外侧,外踝尖上4寸,腓骨前缘
合阳	足太阳膀胱经	在小腿后区,腘横纹下2寸,腓肠肌内、外侧头之间
跗阳	足太阳膀胱经	在小腿后区,昆仑直上3寸,腓骨与跟腱之间
膝阳关	足少阳胆经	在膝部,股骨外上髁后上缘,股二头肌腱与髂胫束之间的凹陷中
委阳	足太阳膀胱经	在膝部,腘横纹上,股二头肌腱的内侧缘
阳白	足少阳胆经	在头部,眉上1寸,瞳孔直上
至阳	督脉	在脊柱区,第7胸椎棘突下凹陷中,后正中线上
阳纲	足太阳膀胱经	在脊柱区,第10胸椎棘突下,后正中线旁开3寸
腰阳关	督脉	在脊柱区,第4腰椎棘突下,后正中线上
会阳	足太阳膀胱经	在骶区,尾骨端旁开0.5寸。

二十、含"气"字腧穴（6穴）

气舍	足阳明胃经	在胸锁乳突肌区,锁骨上小窝,锁骨胸骨端上缘,胸锁乳突肌胸骨头与锁骨头中间的凹陷中
气户	足阳明胃经	在胸部,锁骨下缘,前正中线旁开4寸
气冲	足阳明胃经	在腹股沟区,耻骨联合上缘,前正中线旁开2寸,动脉搏动处
气穴	足少阴肾经	在下腹部,脐中下3寸,前正中线旁开0.5寸
气海	任脉	在下腹部,脐中下1.5寸,前正中线上
气海俞	足太阳膀胱经	在脊柱区,第3腰椎棘突下,后正中线旁开1.5寸

二十一、含"神"字腧穴（8穴）

神门	手少阴心经	在腕前区,腕掌侧远端横纹尺侧端,尺侧腕屈肌腱的桡侧缘
神庭	督脉	在头部,前发际正中直上 0.5 寸
本神	足少阳胆经	在头部,前发际上 0.5 寸,头正中线旁开 3 寸
神藏	足少阴肾经	在胸部,第 2 肋间隙,前正中线旁开 2 寸
神封	足少阴肾经	在胸部,第 4 肋间隙,前正中线旁开 2 寸
神阙	任脉	在脐区,脐中央
神道	督脉	在脊柱区,第 5 胸椎棘突下凹陷中,后正中线上
神堂	足太阳膀胱经	在脊柱区,第 5 胸椎棘突下,后正中线旁开 3 寸

二十二、含"灵"字腧穴（5穴）

灵道	手少阴心经	在前臂前区,腕掌侧远端横纹上 1.5 寸,尺侧腕屈肌腱的桡侧缘
青灵	手少阴心经	在臂前区,肘横纹上 3 寸,肱二头肌的内侧沟中
承灵	足少阳胆经	在头部,前发际上 4 寸,瞳孔直上
灵墟	足少阴肾经	在胸部,第 3 肋间隙,前正中线旁开 2 寸
灵台	督脉	在脊柱区,第 6 胸椎棘突下凹陷中,后正中线上

二十三、含"上"字腧穴（6穴）

上廉	手阳明大肠经	在前臂,肘横纹下 3 寸,阳溪与曲池连线上
上巨虚	足阳明胃经	在小腿外侧,犊鼻下 6 寸,犊鼻与解溪连线上
上关	足少阳胆经	在面部,颧弓上缘中央凹陷中
上星	督脉	在头部,前发际正中直上 1 寸
上脘	任脉	在上腹部,脐中上 5 寸,前正中线上
上髎	足太阳膀胱经	在骶区,正对第 1 骶后孔中

二十四、含"中"字腧穴（19穴）

中冲	手厥阴心包经	在手指,中指末端最高点
中渚	手少阳三焦经	在手背,第 4、5 掌骨间,第 4 掌指关节近端凹陷中
中封	足厥阴肝经	在踝区,内踝前,胫骨前肌肌腱的内侧缘凹陷中

中都	足厥阴肝经	在小腿内侧,内踝尖上7寸,胫骨内侧面的中央
委中	足太阳膀胱经	在膝后区,腘横纹中点
中渎	足少阳胆经	在股部,腘横纹上7寸,髂胫束后缘
彧中	足少阴肾经	在胸部,第1肋间隙,前正中线旁开2寸
中府	手太阴肺经	在胸部,横平第1肋间隙,锁骨下窝外侧,前正中线旁开6寸
膻中	任脉	在胸部,横平第4肋间隙,前正中线上
乳中	足阳明胃经	在胸部,乳头中央
中庭	任脉	在胸部,剑胸结合中点处,前正中线上
中脘	任脉	在上腹部,脐中上4寸,前正中线上
中极	任脉	在下腹部,脐中下4寸,前正中线上
中注	足少阴肾经	在下腹部,脐中下1寸,前正中线旁开0.5寸
肩中俞	手太阳小肠经	在脊柱区,第7颈椎棘突下,后正中线旁开2寸
中枢	督脉	在脊柱区,第10胸椎棘突下凹陷中,后正中线上
脊中	督脉	在脊柱区,第11胸椎棘突下凹陷中,后正中线上
中髎	足太阳膀胱经	在骶区,正对第3骶后孔中
中膂俞	足太阳膀胱经	在骶区,横平第3骶后孔,骶正中嵴旁开1.5寸。

二十五、含"下"字腧穴（5穴）

下廉	手阳明大肠经	在前臂,肘横纹下4寸,阳溪与曲池连线上
下巨虚	足阳明胃经	在小腿外侧,犊鼻下9寸,犊鼻与解溪连线上
下关	足阳明胃经	在面部,颧弓下缘中央与下颌切迹之间凹陷中
下脘	任脉	在上腹部,脐中上2寸,前正中线上
下髎	足太阳膀胱经	在骶区,正对第4骶后孔中

二十六、含"前"字腧穴（2穴）

前谷	手太阳小肠经	在手指,第5掌指关节尺侧远端赤白肉际凹陷中
前顶	督脉	在头部,前发际正中直上3.5寸

二十七、含"后"字腧穴（2穴）

后溪	手太阳小肠经	在手内侧，第5掌指关节尺侧近端赤白肉际凹陷中
后顶	督脉	在头部，后发际正中直上5.5寸

二十八、含"大"字腧穴（12穴）

大陵	手厥阴心包经	在腕前区，腕掌侧远端横纹中，掌长肌腱与桡侧腕屈肌腱之间
大敦	足厥阴肝经	在足趾，大趾末节外侧，趾甲根角侧后方0.1寸（指寸）
大都	足太阴脾经	在足趾，第1跖趾关节远端赤白肉际凹陷中
大钟	足少阴肾经	在跟区，内踝后下方，跟骨上缘，跟腱附着部前缘凹陷中
大椎	督脉	在脊柱区，第7颈椎棘突下凹陷中，后正中线上
大迎	足阳明胃经	在面部，下颌角前方，咬肌附着部的前缘，面动脉搏动处
大包	足太阴脾经	在胸外侧区，第6肋间隙处，在腋中线上
大横	足太阴脾经	在腹部，脐中旁开4寸
大赫	足少阴肾经	在下腹部，脐中下4寸，前正中线旁开0.5寸
大巨	足阳明胃经	在下腹部，脐中下2寸，前正中线旁开2寸
大杼	足太阳膀胱经	在脊柱区，第1胸椎棘突下，后正中线旁开1.5寸
大肠俞	足太阳膀胱经	在脊柱区，第4腰椎棘突下，后正中线旁开1.5寸

二十九、含"太"字腧穴（5穴）

太渊	手太阴肺经	在腕前区，桡骨茎突与舟状骨之间，拇长展肌腱尺侧凹陷中
太白	足太阴脾经	在跖区，第1跖趾关节近端赤白肉际凹陷中
太冲	足厥阴肝经	在足背，第1、2跖骨间，跖骨底结合部前方凹陷中，或触及动脉搏动
太溪	足少阴肾经	在踝区，内踝尖与跟腱之间的凹陷中
太乙	足阳明胃经	在上腹部，脐中上2寸，前正中线旁开2寸

三十、含"巨"字腧穴（6穴）

巨骨	手阳明大肠经	在肩胛区，锁骨肩峰端与肩胛冈之间凹陷中
上巨虚	足阳明胃经	在小腿外侧，犊鼻下6寸，犊鼻与解溪连线上

续表

下巨虚	足阳明胃经	在小腿外侧,犊鼻下 9 寸,犊鼻与解溪连线上
巨髎	足阳明胃经	在面部,横平鼻翼下缘,瞳孔直下
巨阙	任脉	在上腹部,脐中上 6 寸,前正中线上
大巨	足阳明胃经	在下腹部,脐中下 2 寸,前正中线旁开 2 寸

三十一、含"少"字腧穴（5 穴）

少商	手太阴肺经	在手指,拇指末节桡侧,指甲根角侧上方 0.1 寸(指寸)
少冲	手少阴心经	在手指,小指末节桡侧,指甲根角侧上方 0.1 寸(指寸)
少泽	手太阳小肠经	在手指,小指末节尺侧,指甲根角侧上方 0.1 寸(指寸)
少府	手少阴心经	在手掌,横平第 5 掌指关节近端,第 4、5 掌骨之间
少海	手少阴心经	在肘前区,横平肘横纹,肱骨内上髁前缘

三十二、含"天"字腧穴（16 穴）

天府	手太阴肺经	在臂前区,腋前纹头下 3 寸,肱二头肌桡侧缘处
天泉	手厥阴心包经	在臂前区,腋前纹头下 2 寸,肱二头肌的长、短头之间
天井	手少阳三焦经	在肘后区,肘尖上 1 寸凹陷中
天髎	手少阳三焦经	在肩胛区,肩胛骨上角骨际凹陷中
天宗	手太阳小肠经	在肩胛区,肩胛冈中点与肩胛骨下角连线的上 1/3 与下 2/3 交点凹陷中
天突	任脉	在颈前区,胸骨上窝中央,前正中线上
天鼎	手阳明大肠经	在颈部,横平环状软骨,胸锁乳突肌后缘
天窗	手太阳小肠经	在颈部,横平喉结,胸锁乳突肌的后缘
天容	手太阳小肠经	在颈部,下颌角后方,胸锁乳突肌的前缘凹陷中
天牖	手少阳三焦经	在颈部,横平下颌角,胸锁乳突肌的后缘凹陷中
天柱	足太阳膀胱经	在颈后区,横平第 2 颈椎棘突上际,斜方肌外缘凹陷中
天冲	足少阳胆经	在头部,耳根后缘直上,入发际 2 寸
通天	足太阳膀胱经	在头部,前发际正中直上 4 寸,旁开 1.5 寸
天池	手厥阴心包经	在胸部,第 4 肋间隙,前正中线旁开 5 寸
天溪	足太阴脾经	在胸部,第 4 肋间隙,前正中线旁开 6 寸
天枢	足阳明胃经	在腹部,横平脐中,前正中线旁开 2 寸

三十三、含"地"字腧穴（3穴）

地五会	足少阳胆经	在足背，第4、5跖骨间，第4跖趾关节近端凹陷中
地机	足太阴脾经	在小腿内侧，阴陵泉下3寸，胫骨内侧缘后际
地仓	足阳明胃经	在面部，口角旁开0.4寸（指寸）

三十四、含"水"字腧穴（5穴）

水泉	足少阴肾经	在跟区，太溪直下1寸，跟骨结节内侧凹陷中
水突	足阳明胃经	在颈部，横平环状软骨，胸锁乳突肌前缘
水沟	督脉	在面部，人中沟的上1/3与中1/3交界处
水分	任脉	在上腹部，脐中上1寸，前正中线上
水道	足阳明胃经	在下腹部，脐中下3寸，前正中线旁开2寸

三十五、含"风"字腧穴（5穴）

秉风	手太阳小肠经	在肩胛区，肩胛冈中点上方冈上窝中
风市	足少阳胆经	在股部，直立垂手，掌心贴于大腿时，中指尖所指凹陷中，髂胫束后缘
风府	督脉	在颈后区，枕外隆凸直下，两侧斜方肌之间凹陷中
风池	足少阳胆经	在颈后区，枕骨之下，胸锁乳突肌上端与斜方肌上端之间的凹陷中
翳风	手少阳三焦经	在颈部，耳垂后方，乳突下端前方凹陷中

三十六、含"关"字腧穴（14穴）

内关	手厥阴心包经	在前臂前区，腕掌侧远端横纹上3寸，掌长肌腱与桡侧腕屈肌腱之间
外关	手少阳三焦经	在前臂后区，腕背侧远端横纹上2寸，尺骨与桡骨间隙中点
下关	足阳明胃经	在面部，颧弓下缘中央与下颌切迹之间凹陷中
上关	足少阳胆经	在面部，颧弓上缘中央凹陷中
髀关	足阳明胃经	在股前区，股直肌近端、缝匠肌与阔筋膜张肌3条肌肉之间凹陷中
膈关	足太阳膀胱经	在脊柱区，第7胸椎棘突下，后正中线旁开3寸
石关	足少阴肾经	在上腹部，脐中上3寸，前正中线旁开0.5寸
关冲	手少阳三焦经	在手指，第4指末节尺侧，指甲根角侧上方1寸（指寸）
关门	足阳明胃经	在上腹部，脐中上3寸，前正中线旁开2寸

关元	任脉	在下腹部,脐中下 3 寸,前正中线上
关元俞	足太阳膀胱经	在脊柱区,第 5 腰椎棘突下,后正中线旁开 1.5 寸
腰阳关	督脉	在脊柱区,第 4 腰椎棘突下,后正中线上
膝阳关	足少阳胆经	在膝部,股骨外上髁后上缘,股二头肌腱与髂胫束之间的凹陷中
膝关	足厥阴肝经	在膝部,胫骨内侧髁的下方,阴陵泉后 1 寸

三十七、含"承"字腧穴（8穴）

承浆	任脉	在面部,颏唇沟的正中凹陷处
承泣	足阳明胃经	在面部,眼球与眶下缘之间,瞳孔直下
承光	足太阳膀胱经	在头部,前发际正中直上 2.5 寸,旁开 1.5 寸
承灵	足少阳胆经	在头部,前发际上 4 寸,瞳孔直上
承满	足阳明胃经	在上腹部,脐中上 5 寸,前正中线旁开 2 寸
承扶	足太阳膀胱经	在股后区,臀沟的中点
承筋	足太阳膀胱经	在小腿后区,腘横纹下 5 寸,腓肠肌两肌腹之间
承山	足太阳膀胱经	在小腿后区,腓肠肌两肌腹与肌腱交角处

三十八、含"白"字腧穴（7穴）

侠白	手太阴肺经	在臂前区,腋前纹头下 4 寸,肱二头肌桡侧缘处
隐白	足太阴脾经	在足大趾,大趾末节内侧,趾甲根角侧后方 0.1 寸(指寸)
太白	足太阴脾经	在跖区,第 1 跖趾关节近端赤白肉际凹陷中
阳白	足少阳胆经	在头部,眉上 1 寸,瞳孔直上
四白	足阳明胃经	在面部,眶下孔处
浮白	足少阳胆经	在头部,耳后乳突的后上方,从天冲至完骨的弧形连线(其弧度与耳廓弧度相应)的上 1/3 与下 2/3 交点处
白环俞	足太阳膀胱经	在骶区,横平第 4 骶后孔,骶正中嵴旁开 1.5 寸

三十九、含"会"字腧穴（8穴）

会宗	手少阳三焦经	在前臂后区,腕背侧远端横纹上 3 寸,尺骨的桡侧缘
臑会	手少阳三焦经	在臂后区,肩峰角下 3 寸,三角肌的后下缘

地五会	足少阳胆经	在足背,第4、5跖骨间,第4跖趾关节近端凹陷中
听会	足少阳胆经	在面部,耳屏间切迹与下颌骨髁突之间的凹陷中
囟会	督脉	在头部,前发际正中直上2寸
百会	督脉	在头部,前发际正中直上5寸
会阴	任脉	在会阴区,男性在阴囊根部与肛门连线的中点,女性在大阴唇后联合与肛门连线的中点
会阳	足太阳膀胱经	在骶区,尾骨端旁开0.5寸